JN307688

衛生監視員の苦情処理簿から

今日もあまはいくまはい

平川 宗隆

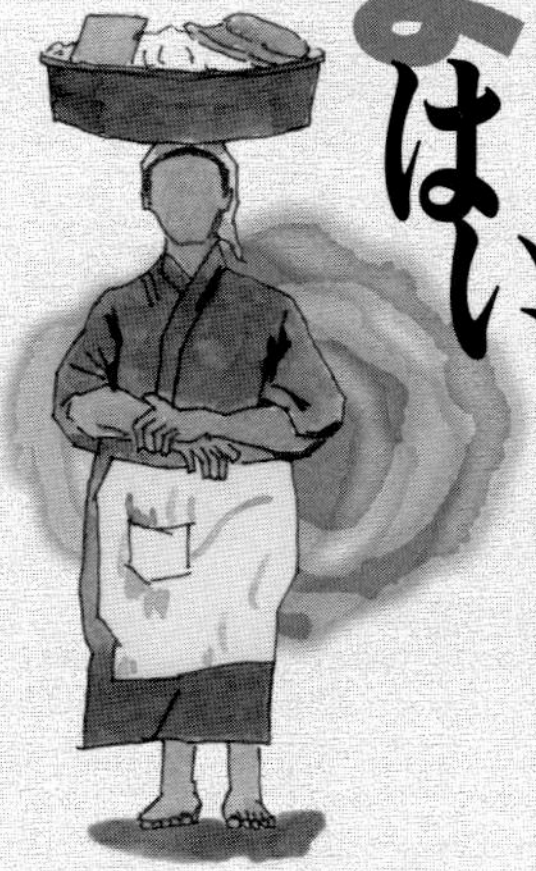

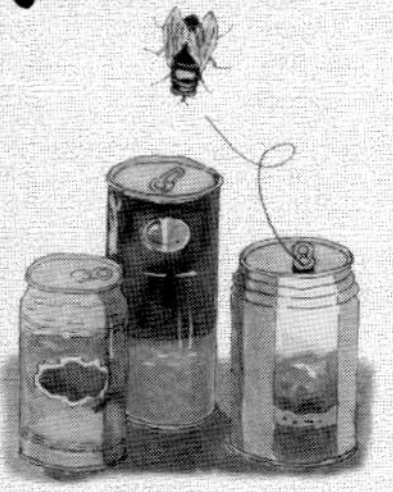

ボーダーインク

プロローグ

衛生監視員にとって、朝の八時半から九時半までの一時間は勝負時である。その間は沖縄中の電話が保健所に集中しているのではないか、と思われるほど電話のベルは鳴りっぱなしになる。

周知のとおり、スナックやレストランなどの営業は保健所長の許可が必要である。そのための検査依頼の電話だ。衛生監視員は検査依頼のあった場所を能率良く廻り、その日のノルマを果たし保健所へ戻ってくる。真夏のうだるような暑い日、寒風の吹きすさぶ寒い日、雨や風に関係なく外廻りの日々である。このような日常業務の他に、食中毒が発生するとその調査に奔走し、患者の嘔吐物や下痢便の採取、保健所に戻ってからは原因究明のため、検査に遅くまでかかりっきりになる。

沖縄県は観光立県として売り出し中で、客を呼ぶ手だてとして各種イベントが目白押しである。国民体育大会、全国植樹祭、全国スポレク大会、アジアベテランズ大会等々、毎年大きなイベントが一つや二つはある。極め付きは昨年（平成一二年）七月に開催された、九州・沖縄サミットにおける首脳会議であった。

このようなイベントのたびに要人、選手、関係者等の宿泊先のホテルや弁当屋さんの衛生指導にかり出される。もし、開催中に食中毒でも発生しようものなら大変だ。

この他にも、O―157に代表される食中毒予防のため、学校給食センターや保育所などを巡回し、衛生教育を頻繁に行っている。これも衛生監視員の重要な任務の一つである。また、時々マスコミで話題になるが、輸入食品や国内産の加工食品などから有害物質が検出されたとなると、翌日から早速、その回収に駆り出される。これも度々ある。

特に、昨年（平成一二年）は食品業界にとっても保健所にとっても鬼門の年であった。さる大手乳業メーカーにおける乳製品のサルモネラ中毒を始めとし、蠅入りのトマトジュースの回収等々、マスコミを賑わした食品の異物混入に関するニュースは枚挙にいとまがない。

食品衛生に関するものだけではない。野犬捕獲の依頼、犬による咬傷事故の届出、川魚の死骸の原因や赤土の流出、悪臭や騒音などの調査依頼、ハブクラゲやハチに関する相談、はたまた、ダニやシラミに関する相談まで、実に多岐にわたっている。

このように衛生監視員の業務は、住民が健康的な生活を営んでいく上で極めて重要な仕事をしているのにも関わらず、関係者以外その実態はほとんど知られていない。

衛生監視員には食品衛生監視員と環境衛生監視員があるが、その他にも狂犬病予防員や医療監視員および薬事監視員などが生活環境課に控えている。

生活環境課には、住民からの苦情や相談事を記録する「苦情処理簿」というのがあり、環境衛生係と食品衛生係にそれぞれ備えられている。これは基本的には対応した監視員が記録することになっている。

衛生監視員が出払った後、課に残っているのは課長と窓口の受付と二、三の監視員だけになる。それからは電話の応対は課長の大事な業務の一つでもある。平成一〇年四月に中央保健所へ課長として赴任、以来三年間に応対した電話は数知れないほどある。が、これらのすべてを「苦情処理簿」に記録することは、様々な制約があって無理である。苦情処理簿に記録されるのはほんの一部であり、それ以外にも世相を反映した面白い（失礼、当事者にとっては真剣そのもの）事例は山ほどある。

これは、過去に勤務したことのある、南部保健所や県環境保健部生活衛生課（現・福祉保健部薬務衛生課）において、実際に自分で取り扱った事例と中央保健所の平成一〇年度から一三年度までの三年間の苦情処理簿を柱として、その中から特に興味のある事例をエッセイ風にまとめたものである。

平川宗隆

二〇〇一年夏

今日もあまはいくまはい　〈目次〉

今日もあまはいくまはい

1——賠償金

保健所の生活環境課には、苦情、相談、依頼などひっきりなしに電話や来訪がある。

ある時、弁当屋のおばさんが心配そうに相談に来た。

聞いてみると、客から賠償金を請求されているという。

当初、その客は、「こども二人と自分の三人分の弁当をあんたの所で買って食べたところ、夕方から腹具合が悪くなり病院へ行った。ここに医者の診断書もある。どうしてくれるんだ！」

と、怒鳴り込んで来たそうである。おばさんは恐縮し、その場で一万円を手渡し、平身低頭にあやまり、その場をおさめたようである。

ところが翌日、またその客が来て、三日間仕事を休んだので、三日分の賠償金を要求してきたのである。おばさんは、たまらず保健所へ相談に来たのであった。

民事不介入の原則だが、このケースは放っておくことができず、くだんの客に保健所までご足労願った。

客は三〇前後の活発そうな女性である。彼女の言い分では、その弁当が食中毒の原因と決めつけている。持ってきた医師の診断書には確かに、「食中毒?」と書かれている。

ここで保健所における食中毒の初期通報体制についてかいつまんで紹介したい。

一般に食中毒の場合、診断をした病院側から保健所へ通報が入り、受理した担当者は係長、課長、所長と対応を協議し、直ちに原因究明のため、関係者の摂食調査、原因食を提供したと思われる施設などの拭《ふ》き取り検査や残り物からの原因菌の検索、患者の便や嘔吐物の検査などに奔走するのである。

このケースは、病院側から何の通報もなく、担当した医師も食中毒と断定してない。食中毒の後に「?」マークをわざわざ付けているのである。

また、たとえ食中毒と診断されても、原因食は即弁当と決めつけるわけにはいかない。

そんなこんなで納得してもらったが、彼女はまだ腑に落ちないようであったので、こう付け加えた。

「もし、私が弁当屋であれば、何の根拠があって、その弁当を食中毒の原因食として決めつけるのか、逆に名誉棄損で貴女を訴える。おそらく貴女に勝ち目はないだろう」

それを聞いて彼女は渋々帰っていった。

もちろん、弁当屋のおばさんには、客に文句を言われないように、厳しく衛生指導をしたことはいうまでもない。

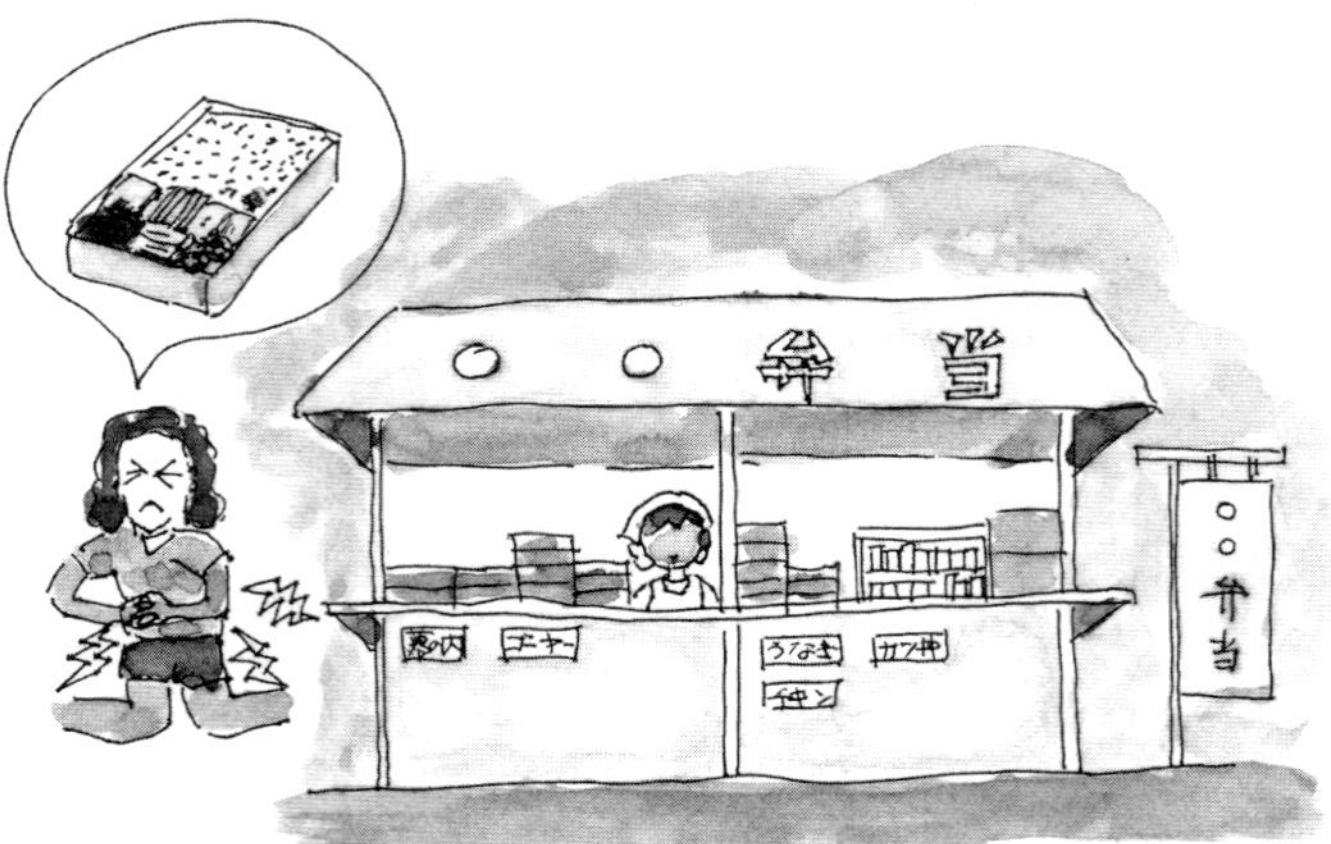
○○弁当
幕の内
ゴーヤー
うなぎ
カツ丼
○○弁当

2——猫の苦情

最近、犬よりも猫に関する苦情の電話が多い。例えばこんなのがある。

隣近所の猫が、明け方決まって自分の庭に糞をしにやって来るが何とかならないか。

家の床下に猫が死んで悪臭を放っているので直ちに片づけてほしい。

夜になると猫が集団でギャーギャー騒いでうるさいので何とかしてもらいたい。

ゴミ袋を引き裂いて、袋のなかの魚の骨などを食いあさり、周辺を汚しているので何とかならないか、等々。

思いつくままにあげてもこれだけある。

各保健所には狂犬病予防員（獣医師）が配置されているが、毎朝、こんな電話で一日が始まる。

犬の場合には、狂犬病予防法という法律によって、生後九一日以上の犬は住所地の市町村に登録することになっている。つまり犬の戸籍である。同時に飼い主は年一回、犬の狂犬病予防注射を受ける義務を負わされている。

さらにほとんどの市町村では、飼い犬条例が制定されており、飼い主は犬に首輪をはめ、くさりやヒモでつないで飼うことになっている。

ところが猫の飼い方に関する法律や飼い猫条例の類は、今のところ全くなく野放し状態だ。（最近、イリオモテヤマネコ保護の観点から、「竹富町ネコ飼養条例」が施行された）

また、たとえ法律や条例でこれをしばっても、猫のクビにくさりをつけて飼うわけにもいくまい。そこが猫を取り締まるうえで最も難しいところである。

ところで、世の中には慈悲深いひとがたくさんいる。ゴミ袋を漁る猫は難民と同じと思い、わざわざ魚の缶詰などを差し入れする。

栄養の行き届いた猫たちの行く末は子孫繁栄が待っている。

住民の要請にもとづいて、さる地方自治体が、猫が増えないように餌の中に避妊薬を入れたところ、動物愛護団体から人間の思い上がりと非難轟々。

また、ある市が住民の苦情に応えるため、猫の捕獲器を貸し付けたところ、前記団体からクレームがついた。

周知のとおり、沖縄の三線（サンシン）は東南アジア産のニシキヘビの皮をつかうが、本土の三味線は猫の皮をつかう。

かつては専門の業者が、猫の大好きなマタタビを焚いて野良猫を寄せ集め、一網打尽にした話を聞いたことがある。

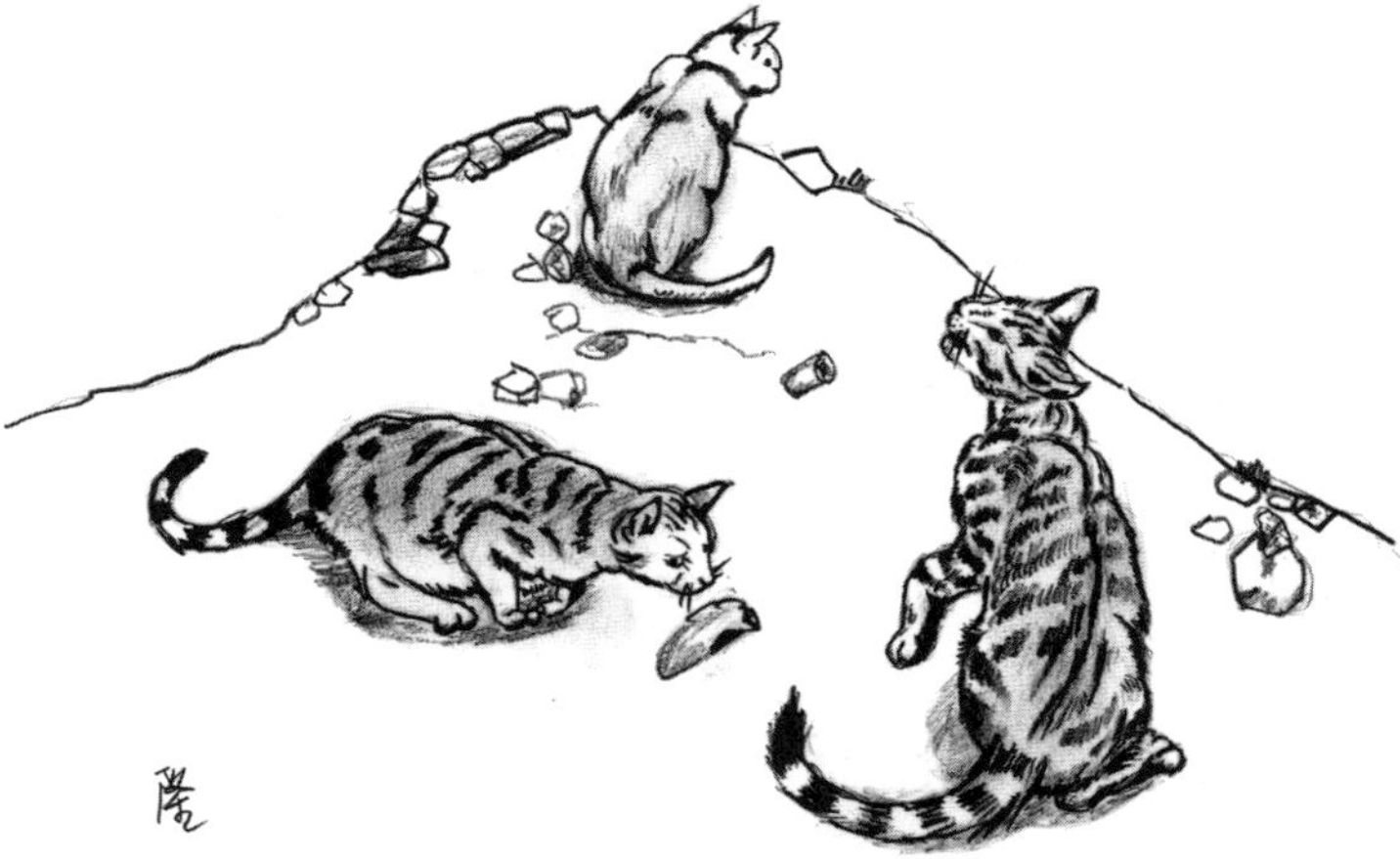

3——犬の苦情

犬の苦情も多い。なかでも鳴き声がうるさい、というのが多い。

先日も男性の声で電話があった。

「近所の犬が、やたらに吠えすぎ、周囲が非常に迷惑している。何とかしてほしい」

こんな電話が一番こまる。つまり犬の飼い主は、那覇市の飼い犬条例をきちっと守って飼っており、何ら落ち度はないのである。ただ犬が少しだけ神経質のため、他の犬よりうるさいだけである。

しかし、なかには受験生や病人や夜間勤務の人もいるかもしれない。このような人にとっては深刻な問題だろう。

本来、こういう問題はお互いで解決すべき問題と思うが、まるく収めるために電話で飼い主と話してみた。が、なかなか名案は思い浮かばない。

犬だって一日中鎖に繋がれているとストレスが溜まってくる。やはり適当な運動が必要であり、努めて運動をさせることと、かかりつけの獣医さんに相談することを勧めた。

飼い主は、しきりに電話の相手方にお詫びを言いたいため、名前を知りたがっていたが、そこは「言わぬが花」である。

欧米では犬を飼う場合、その犬を一定期間、訓練所に預けて躾けをした後、飼うのが常らしい。その点に関して日本はまだまだ後進国である。

最近では、こんなトラブルを起こさないため、声帯除去の手術までやるそうだが、犬にとっては迷惑千万である。

アパートやマンションでの犬の苦情も多い。

一階に住んでいるが二階で犬を飼っている人がおり、うるさい上に臭いので何とかしてほしい、という電話だ。

どうも最近、自分の問題をいきなり市や保健所に相談するケースが多い。

これもアパートの住人同士で相談したり、大家さんとの契約書をみれば、自ずから解決つきそうなものである。

そのことを話したら、「わかりました、そうしてみます」と電話が切れた。

衛生監視員は、裁判所の調停員のような仕事もこなしている。今後ますます、こういうケースは多くなるだろう。

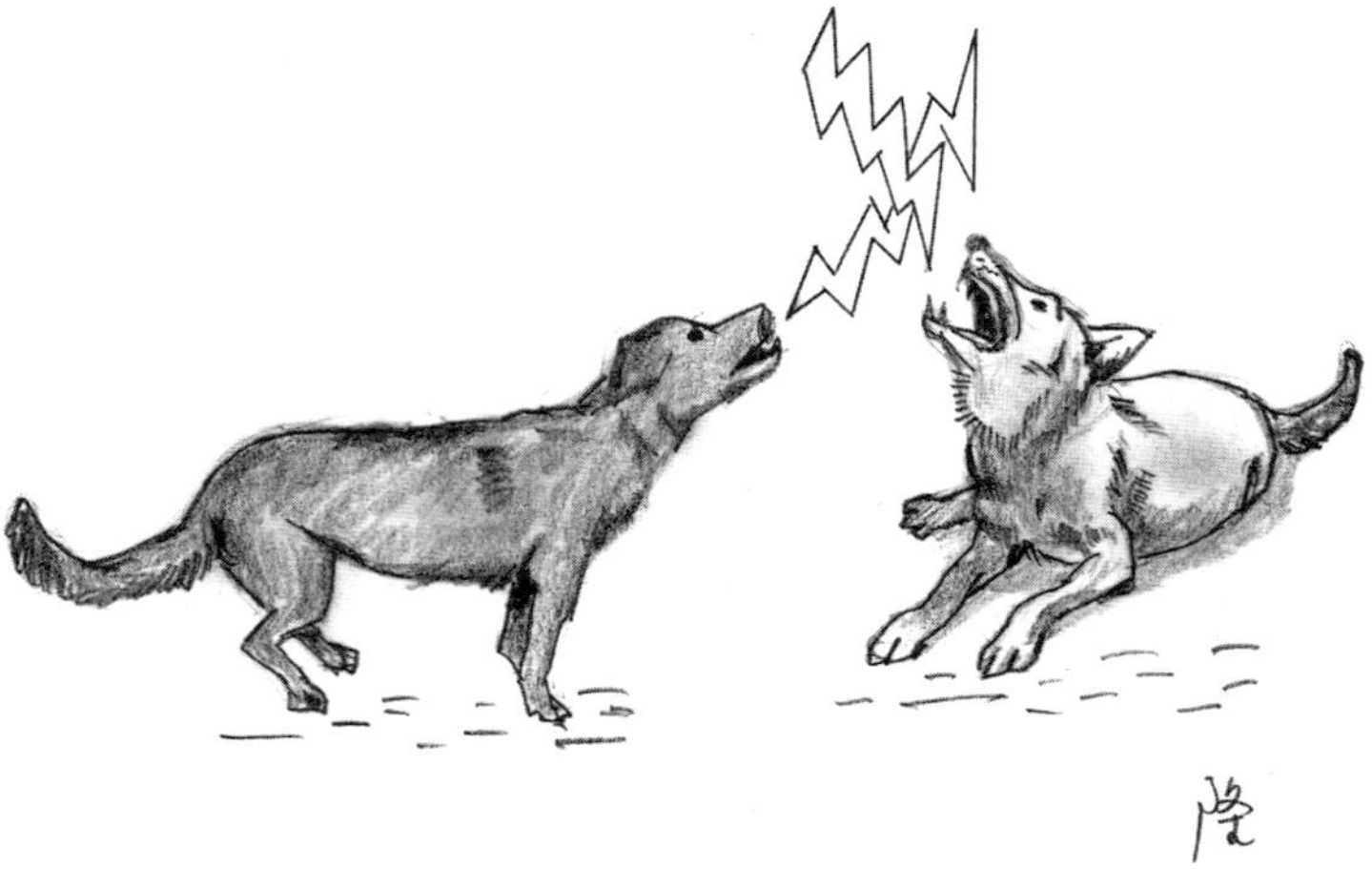

4――カマボコ事件

Ｉ島のかまぼこは、美味しくて有名である。

観光客にも人気があり、おみやげに喜ばれている。

いろいろな種類がありバラエティーに富んでいる。そのなかにゆで卵やおにぎりをかまぼこで包んだ「バクダン」と呼ばれる製品がある。その名のとおり手榴弾をイメージする。

本土からきた観光客のグループが、バクダンを購入し、その中の一人が那覇の親戚の家でこれを振るまい、本人を含めた親戚の家族がサルモネラ菌による食中毒で病院へ担ぎ込まれた。

調べを進めるうちに、那覇に立ち寄らないで直接本土へ帰った人にも同様な食中毒が発生していたことが判明、また別のグループでも同様な食中毒の情報が他の保健所から入ってきた。

このように食中毒事件はしばしば広域的に発生する。

原因食を製造したと思われる工場、原因食と思われる食品、家族や職場など同一グループでそれを食べた人と食べなかった人など、患者発生の報告を受けた保健所や患者の住所地を所轄する保健所がこれを調査することになっている。

これらの調査と患者の下痢便、嘔吐物、血液、食べ残しなどの細菌学的検査から総合的に判断し、食中毒として決定する。

このような経過を経て、この事件は、サルモネラ菌の汚染によるバクダンが原因食と決定された。

最近、サルモネラ菌（サルモネラ・エンテリティデス）によるタマゴを原因とする食中毒が全国的に多くなり、社会的に問題になっている。

タマゴは誰でも分かるように、ニワトリのお尻から出てくる。人間や哺乳動物は生殖器官と排泄器官は別々になっているが、鳥類は空を飛ぶために体を軽くする必要があり、生殖器官と排泄器官が一緒になっている。

そのため、タマゴの殻にウンチが付いていることがあり、洗卵は欠かせない。

ところが最近の研究で、母鶏がサルモネラ・エンテリティデスに感染している場合、タマゴも既にこれに汚染されている場合があるということがわかってきた。

食中毒菌は時間の経過とともに爆発的に繁殖する。そのため、タマゴにも賞味期限の表示が義務づけられるようになった。

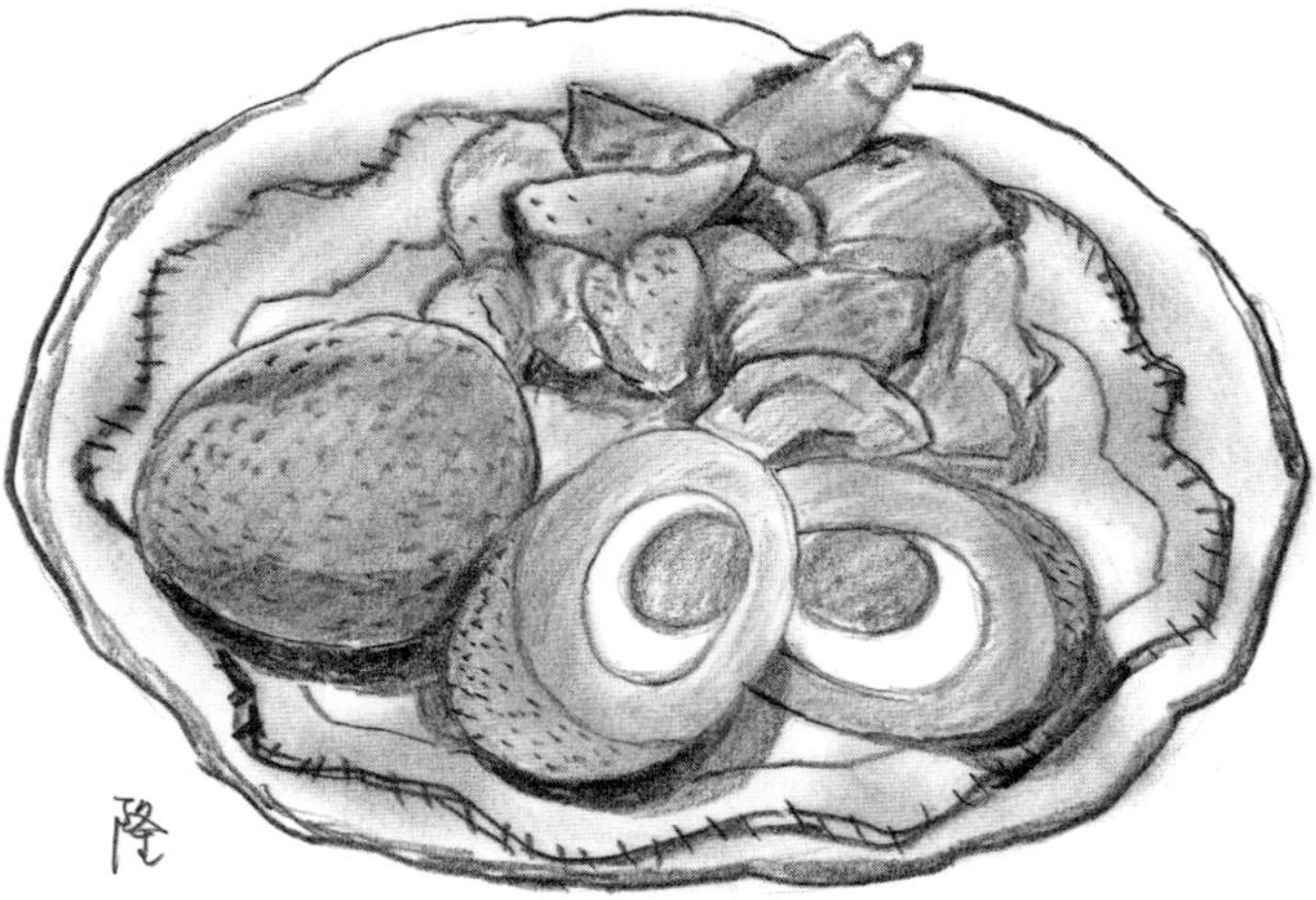
隆

5——毒味係

昔の殿様には毒味係がいたという話を聞いたことがある。

毒殺の恐れがあった戦国時代の武将であればそれも理解できる。

平成一〇年夏、日本列島を震撼させた和歌山県の砒素入りカレー事件は、まだ記憶に新しい。

この事件の影響は、警察はもちろんのこと保健所にも広がっている。

さる保育園から相談があった。よそ様の大事な子ども達を預かっているものとしては当然のことである。真剣な相談であった。

それは子ども達の給食の前に、保母さんらが当番で検食（毒味）をしたいが、保健所としての意見を聞かせてほしいというものであった。

それにしても涙ぐましい努力ではないだろうか。

電話をとった職員はこう応えた。

「食品衛生上はそういう義務は有りません。皆さんが率先してやるのであれば、それもいいと思います」

別の日に六〇前後の体のゴツイおじさんが窓口に相談にきた。

独り暮らしで自分は一階に住んでおり、二階に兄弟夫婦が住んでいる。食事は上で作ってもらっている。米は自分で買っている。

先日、ご飯を食べようとして炊飯器を開けたところ、変な匂いがしたので食べずに残してある。米には異常はないということだった。

つまり、誰か炊飯器になにがしかの毒を入れたのではないかという疑心暗鬼である。

しゃべりたいだけしゃべってもらい、こちらから質問をした。

「誰かに恨まれていることがあるんですか。恨まれることでもしたんですか」

彼はこう答えた。

「ひとに八〇〇万円を貸してあるが、なかなか返してくれない。たびたび請求するので恨みを持っているのかも」

金が有り過ぎるのも困る。無いもののひがみであるが、何事もほどほどが肝心だ。で、これに対する私たちのアドバイスはこうだった。

「この問題は保健所ではなく、警察の範疇です」

そのあと彼は警察に行ったかどうか聞いてない。

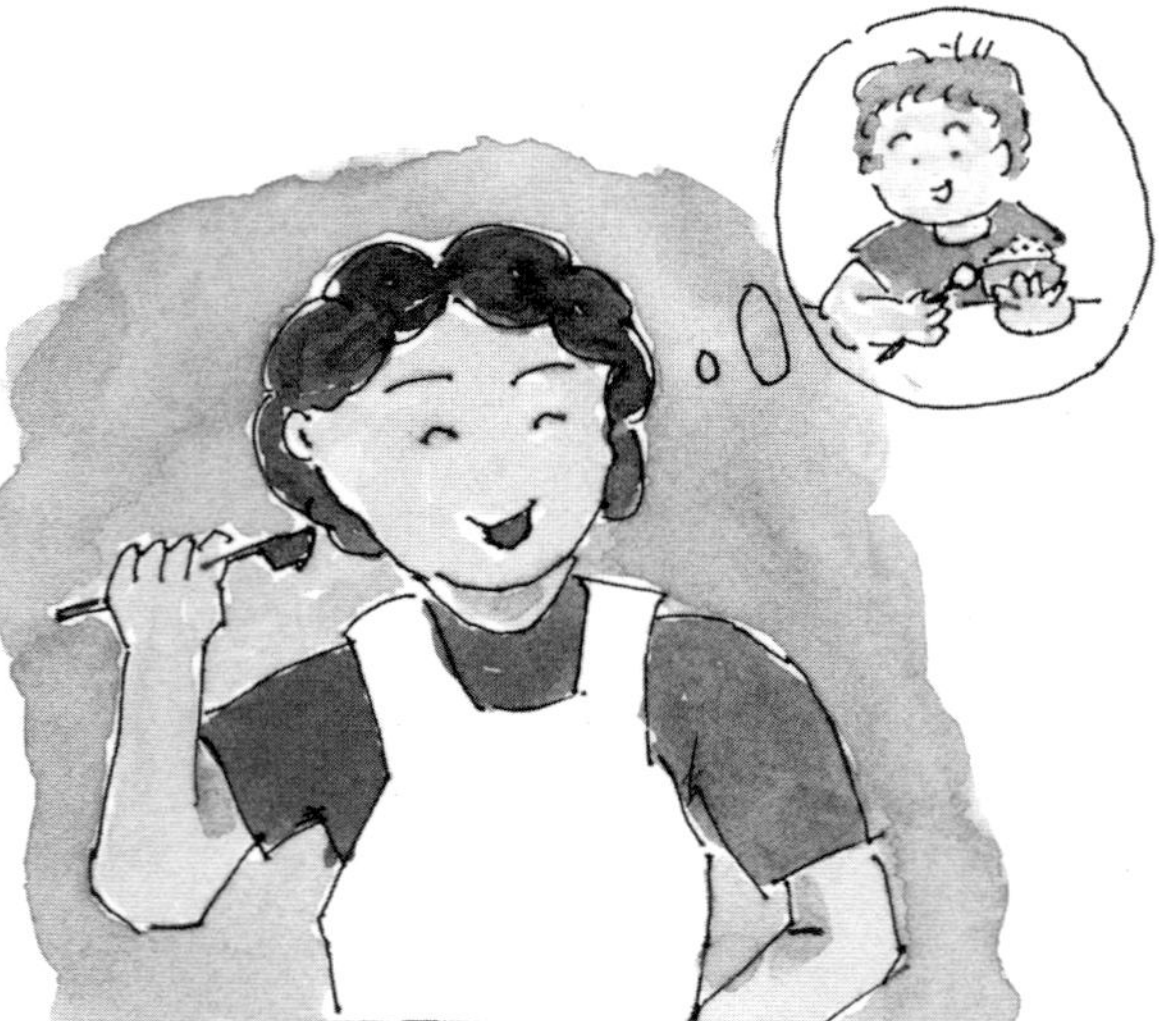

6——バブルの落とし子

那覇市内の高台に造りかけのマンションがわびしそうに建っている。聞くところによると、バブルがはじけ資金の調達ができず、途中で放り投げられているようだ。

それだけなら、何処にでもある話であるが、これは少し事情が違う。これだけのビルを建てようとする人だから、絶頂期にはそれこそ羽振りがよかったそうである。

しかし、バブルは儚《はかな》くはじけてしまった。あとは蟻地獄。もがけばもがくほど悪い方へ向かうのが世の常である。

彼のやりかけた仕事の一つに、中国向け古タイヤの輸出があった。日本で廃用になった古タイヤを一本数百円の手数料で請け負い、それを集め中国へ売りつけるのだ。リサイクルして使うため、中国は大量にそれを輸入していた時期があったらしい。

彼は、それで一儲けを企て、古タイヤの処置で困っていた業者から処理代の名目で代金を受け取った。が、ことはうまく運ばなかった。

金額は聞かなかったが、数万本分のタイヤの処理代は半端な数字ではない。

彼は受け取った代金を流用してしまったのである。処置に困った彼は数万本のタイヤをマンションの中に保管してしまったのである。中に入りきれないものもあり、それは外に放置された。

これが周辺住民にとっては悩みであり、保健所や市役所へ苦情が殺到した。タイヤは立てようが寝かせようが必ず水が溜まる構造になっている。それが蚊の発生源になり、ハブの格好のすみかになる。

また、火災の面からも危険極まりない。

保健所や市役所や消防署のそれぞれの立場から指導したが、一向にらちが明かない。なにせ自分の建物の中に保管しているので、不法投棄ではない。また、持ち主に言わせれば、これは中国へ輸出するものであり、廃棄物には当たらない有価物であると。

このようなわけで、保健所、市役所、消防署もその取り扱いにほとほと困り果てている。保健所では一応、行政指導ということでビルの外に放置されている分だけでも早めに片づけるよう度々指導している。

誰か廃タイヤの有効的な利用法や処理法を考えてみませんか。必ず儲けること請け合いである。（平成一三年七月一日現在、すべてのタイヤは撤去された）

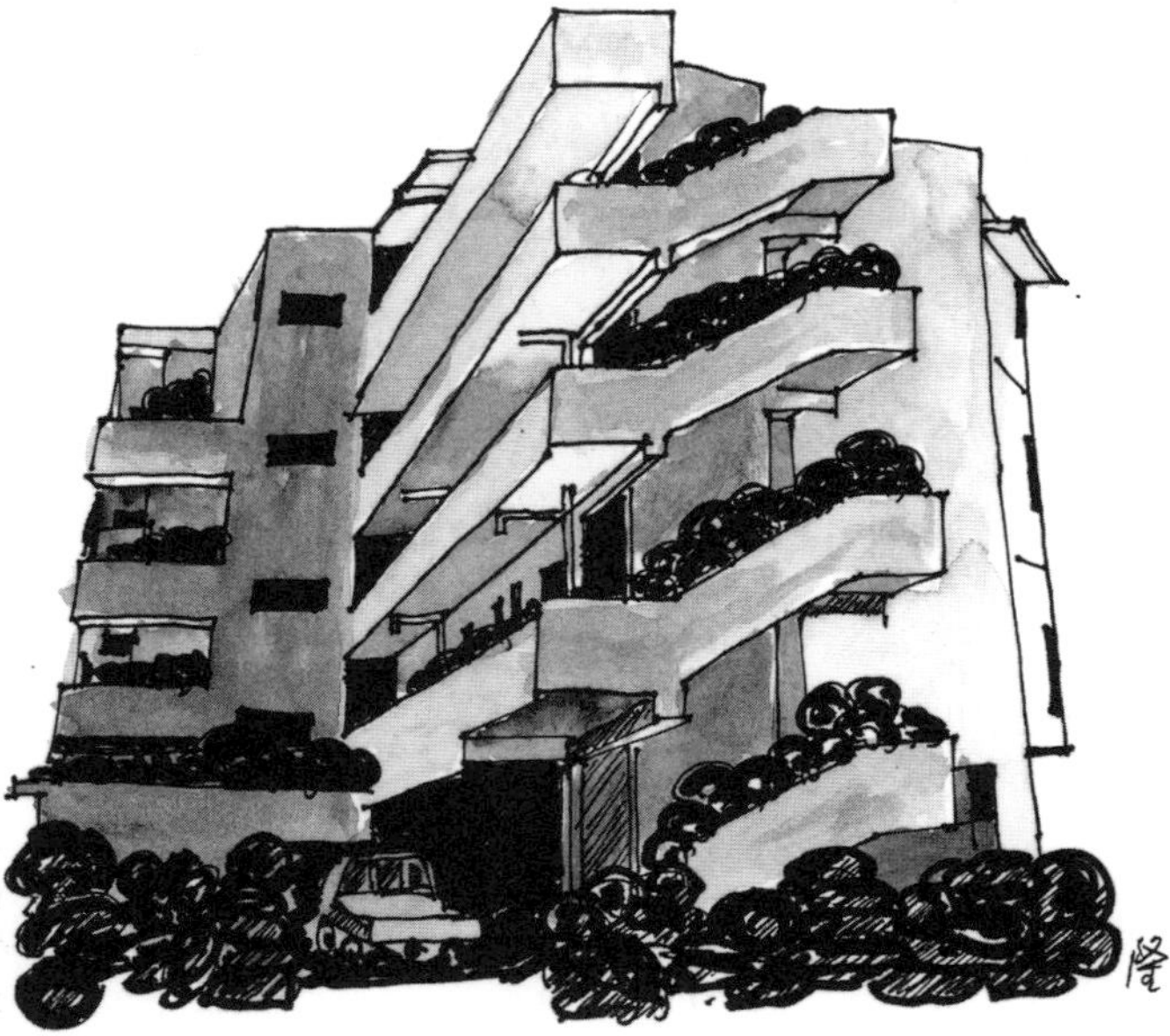
隆

7――ヘビの脱け殻

掃除をしていたら部屋のなかにヘビの脱け殻が落ちていた。ハブではないか心配なので鑑定してもらいたい。

こんな電話も度々ある。現物を持ってくるように依頼をした。ほどなくして、ビニール袋に入れて持ってきた。

保健所には医師、歯科医師、獣医師、薬剤師、看護婦、衛生検査技師、その他畜産学、農芸化学、水産学、生物学等を専攻した専門の技術屋さんが大勢いる。

ハブに詳しい職員もいる。鑑定の結果ハブではなく、リュウキュウアオヘビということになった。

担当の職員は早速依頼人にその旨を連絡し一件落着となった。

沖縄はご承知のとおり、ハブの名所である。今でも毎年ハブの咬傷患者が発生する。そのため、住民にとってもハブに対する関心は高いのである。

本土からの修学旅行生が毎年、沖縄へやって来る。

その度に、旅行社を通じたり、学校から直接、県や保健所あてに宿泊施設や弁当製造所の衛生指導の依頼が舞い込んでくる。

万一、食中毒でも発生しようものなら、楽しいはずの修学旅行が一変に台無しになってしまうので、関係者の気配りはよく理解できる。

ある日、学校関係者から、こんな電話がかかってきた。

「近々、修学旅行で沖縄へ行く予定をしているが、ハブに咬まれたときの応急処置を教えていただきたい」

沖縄は確かにハブが有名である。かつて観光地では、ハブとマングースの決闘を売り物にしている所も多かった。そんなことで沖縄＝ハブのステレオタイプのイメージができあがったのだろう。

ともあれ、一度も沖縄を訪れたことのない者にとっては、そこかしこにハブが潜んでいて、通りがかりのひとに危害をおよぼすのでは、と心配するのだろう。付き添いの先生方にとっては、万一のことがあっては大変だ。その気持ちはわからない訳ではない。

国内でさえ、この程度のことである。外国人にとって、日本のイメージは今でも、サムライ、ゲイシャ、フジヤマ、カラテの類である。

沖縄＝ハブは笑えない話である。

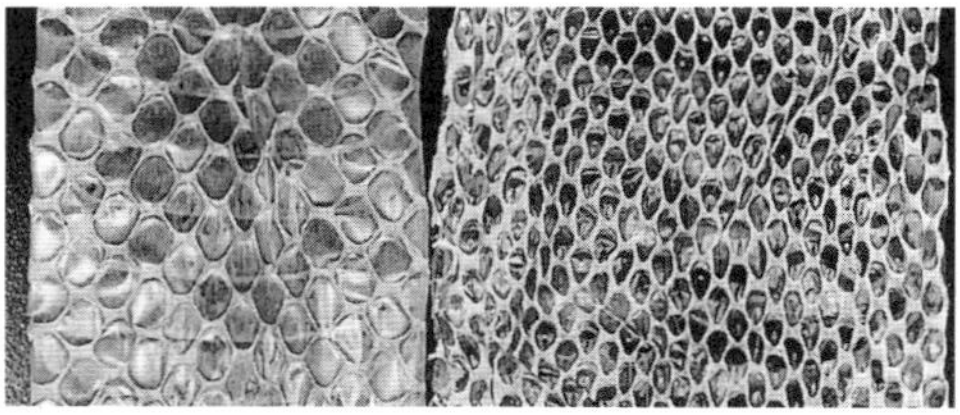

アカマタ（左）とハブのぬけ殻（背中の鱗を斜めに数え、20以上ならハブ）

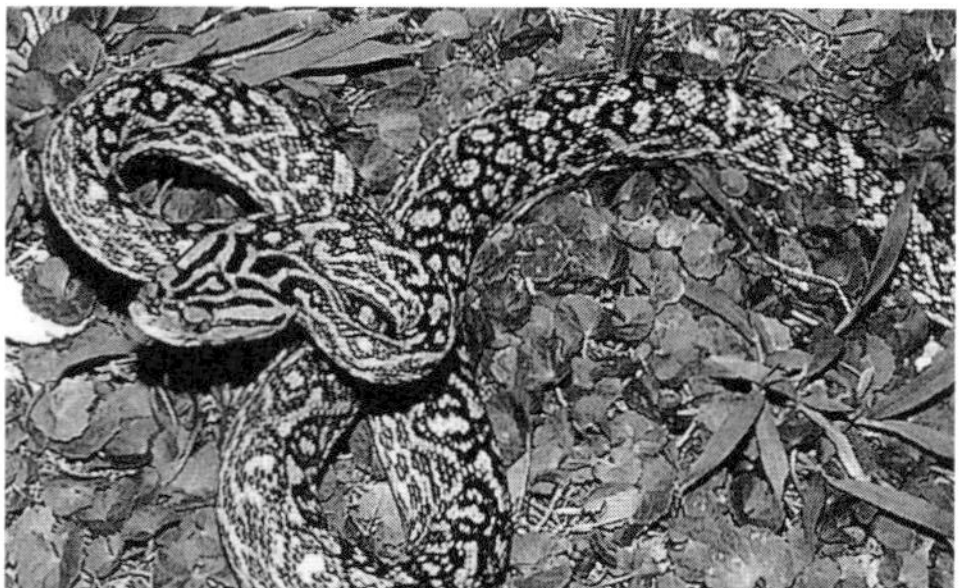

ハブ（体長　140～200㎝）
S字型の上体を伸ばして攻撃

（写真上下とも沖縄県発行「ハブ対策の方法」より転載）

8——お墓の相談

沖縄のひとは昔からお墓を大切にしてきた。

自分の住む家はみすぼらしい造りでも、ことお墓に関しては琉球石灰岩を使った石造りや鉄筋コンクリート造りの立派なものである。

狭い沖縄でどうしてこんな大きい墓を作る必要があったのだろうか、不思議である。

ところで、「墓地、埋葬等に関する法律」というあまり聞き慣れない法律がある。

この法律の第一〇条に墓地、納骨堂又は火葬場を経営しようとするものは、都道府県知事の許可を受けなければならない、とあり、知事はこの事務を保健所長へ委任している。

墓地は公衆衛生上、公共へのインパクトが大きいため、どこにでも設置できるものではないのだ。

墓地の設置や経営にあたっては、公共性が強いことに加え、永続的な管理が必要であることから、市町村によることが望ましいとされている。

したがって、個人墓は原則として、認められてない。

前置きが長くなってしまったが、七〇歳を優に越したひとの良さそうなおじいさんと、おばあさんが真剣な顔で相談にきた。

もともと首里の出身であるが、一時本部《もとぶ》に移住したことがあり、お墓も本部にある。現在は子や孫と一緒に那覇に住んでいる。

沖縄は祖先崇拝の習慣が根強く残っており、これに関する行事も多く、そのひとも度々本部に出かけるが、最近はこれが負担になってきたようだ。

那覇に適当な自分の土地があるので、自分の目の黒いうちにそこにお墓を建てたいということだった。

そこで墓地の担当者は次のようにアドバイスした。

「そこは都市計画に入ってないか、市役所で確認してくるように」

日をあらためて担当者も市役所へ確認をしに行ってきたが、案の定、そこは都市計画に入っており、近々その前を道路拡張工事が予定されているとのこと。

沖縄の場合、昔から墓に対するこだわりがある。周辺が墓地等で、特に支障のないかぎり個人墓の建築を認めているが、こういう場合は許可されない。

おそらく、このおじいさん、おばあさんはもう一度、同様なお願いをしに来所するにちがいない。

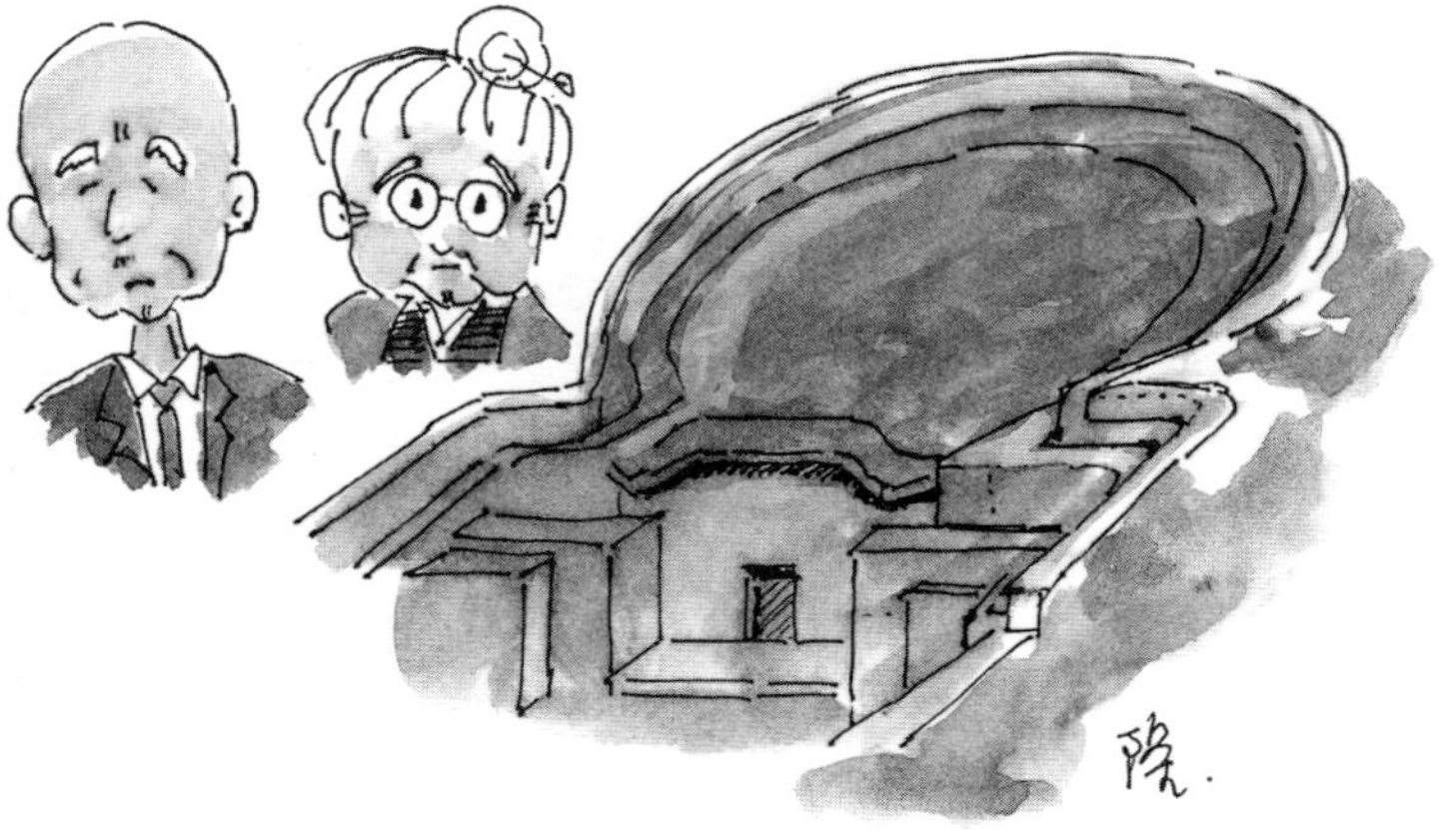

9——お墓のトラブル

那覇市には識名の一部を除いてほとんどお墓を造る余裕のあるところはない。

しかし、南部市町村には、まだまだ余裕があるので、これに関するトラブルも後を絶たない。

暴力団まがいの脅迫電話もあり、担当者の心労も大変なものである。

悪徳不動産会社や土地ブローカーが絡んでいることもある。

彼らの手口は、墓地を造るというと地域住民から反対されるので、別の用途で土地の購入を進めてくる。

工事が進んでくると、墓地ということがわかり、役場や地域の住民が騒ぎだす。

さあ、これからが大変だ。マスコミに取り上げられ、保健所も薬務衛生課も、その対応に苦慮することになる。

ところで、墓地の設置場所については公衆衛生上、公共へのインパクトが大きいことから、いろいろ規制がくわえられている。こういうのがある。

一　国道や県道などの道路や河川から三〇メートル以上離れていること
二　公園や学校や病院などの公共施設や人家から一〇〇メートル以上離れていること
三　水源を汚染するおそれのない場所
四　地滑りの起こりやすい、急な傾斜地などの場所
五　周辺の美観を損ねるような場所

考えてみると当たり前のことである。街の真ん中にお墓を建てられると困ってしまう。とまれ、現在お墓のある場所は、かつて不便な所や高台の風当たりの強い所であった。そのため、住宅には向かない場所であった。

それが今では、大きな道路が開通し、台風などにビクともしない鉄筋コンクリートのお蔭で、かえってお墓のある場所が、見晴らしも、風通しもいいことから、お墓の隣に住宅を造るケースも多くなっている。

この場合、住宅があとなので建築基準法に合致しておれば問題ないわけである。

県では、このように無秩序に散在している墓地を集合化し、そこに住民が憩える緑豊かな墓地公園の建設を、市町村とともに押し進めているところである。

狭い土地の有効利用、墓の持つ暗いイメージからの脱却、住宅と墓が背中合わせの奇観の解消など、墓地公園の早期実現が待たれる。

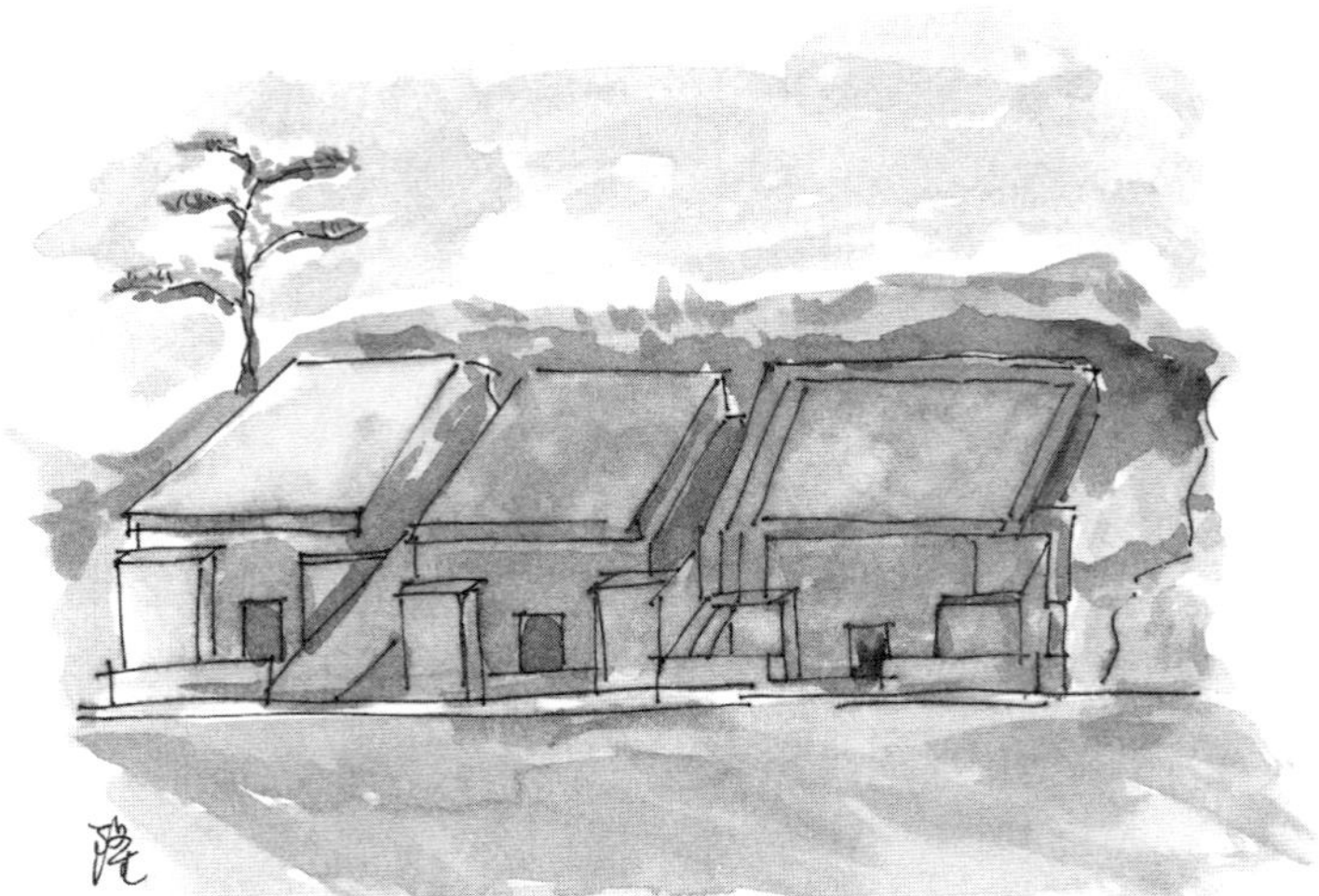

10　パンの苦情

食品の中でもパンに関する苦情は最も多い。

髪の毛、ネジ類、糸類、カビの発生、その他の異物など様々な苦情が寄せられる。

その度に工場の食品衛生責任者は保健所へ呼び出され、たっぷりアブラを絞られる。

ある日、パンのなかに爪のようなものが入っているので鑑定してもらいたい、という依頼があった。

衛生監視員が数名で鑑定した結果、ピスタチオの殻との結論に達した。

最終的には担当者のポケットマネーで購入したピスタチオの殻と同一であると断定、直ちに依頼人に連絡した。

残りのピスタチオは皆で食べたが、つまみだけで我慢できるやわな衛生監視員ではない。五時の終業とともに生ビールを飲みに行ったのではないだろうか。

五時あとのことは私は関知しない。


さるホテルの朝食に出されたパンにカビが生えていたという苦情の電話があった。

本土からの観光客であったが、ホテルの従業員の態度が非常に悪かったので併せて指導を、とのこと。

これもよくある話だ。感情的なトラブルはしょっちゅうある。

どうぞ食品関係の仕事に携わっている読者の方々、苦情が持ち込まれた場合は、感情的にならず、その場は平身低頭にあやまることをお勧めしたい。

早速責任者を呼出し注意を与えた。聴いてみると、製造月日を誤認して提供したということだった。翌日現場を確認し指導をした。

加工品の中に、どうしてこんなものが、と思われるものが入っていることがある。

例えば、缶詰にゴム手袋やガラスの破片が入っていたりする。

パンの中にガムテープが入っていたこともあった。

製造中のどのポジションで入ったのか調査の必要があり、ただちに責任者の呼出しだ。

責任者も担当者もしきりに首を傾げるが、事実は事実である。たっぷり油を絞られたうえに始末書まで提出させられる。

監視員も現場の調査に立ち会うが、流れ作業の工程で、どうしてこんなものが、どこで紛れ込んだのか、と思われるケースがしばしばある。

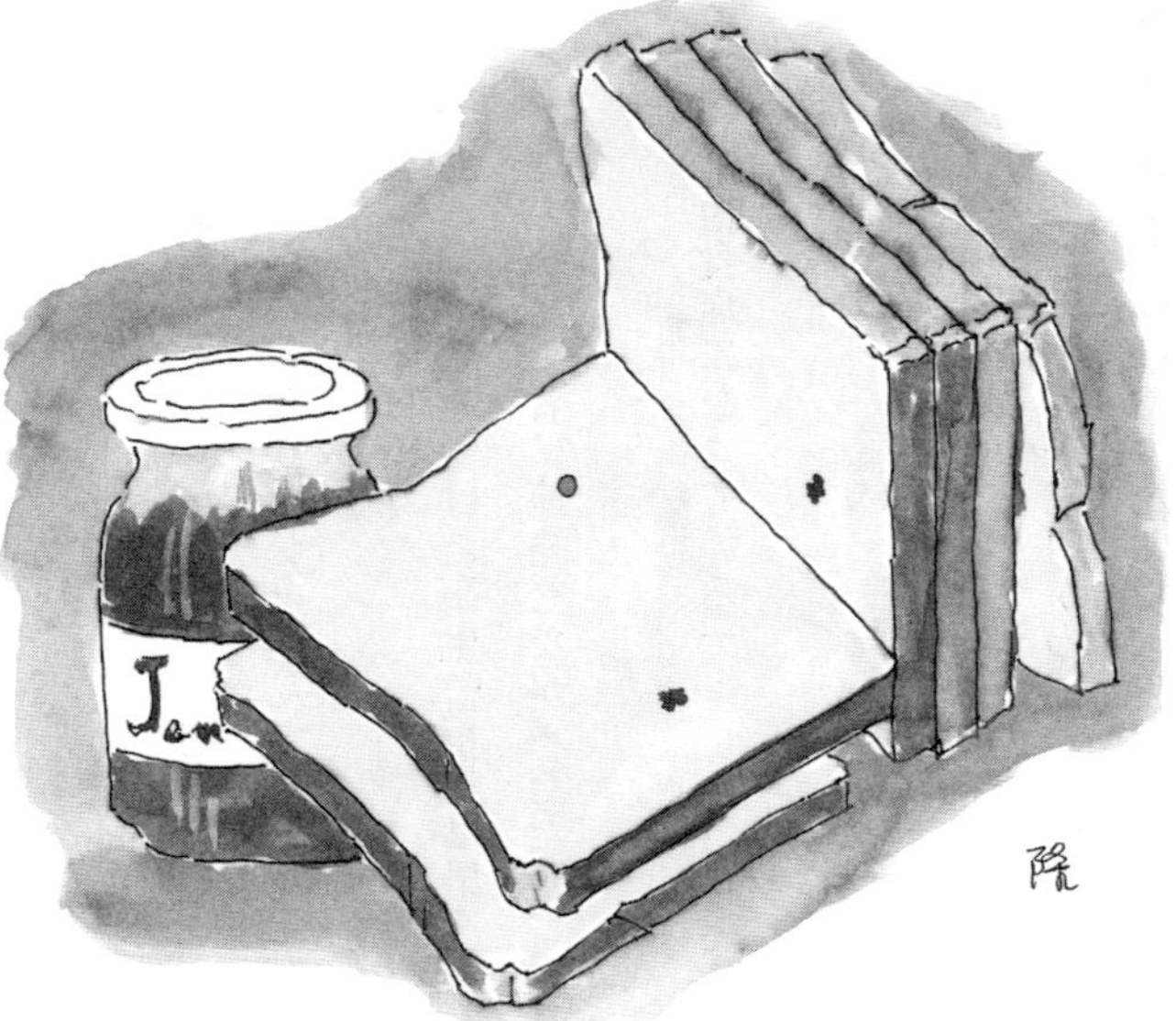

11——ネジラーメン

ネギラーメンのことではない。ラーメンの中に金属製のネジが入っていた話だ。さるラーメン店でラーメンをすすっていたところ、いきなりネジを噛んでしまい、歯を折ってしまったとのこと。

当事者の女性は憤慨し、保健所に訴えたのである。電話を受けた衛生監視員は早速、くだんのラーメン屋の親父を指導したが、そのてん末を当事者に連絡しなかったため、再び苦情の電話があったのである。

「この事件の後、ご飯を食べるのが恐くなり、拒食症になっている」

「保健所はちゃんと指導をしたのか」

「店主の態度が悪いので訴訟も辞さない」

と、女性はかなり強硬である。

一方、このネジは店内のパネルを掲示しているうちの一本が、何かの拍子に抜け落ちたもので、店主もそれを認めている。が、あまり相手が強硬だったので、店主もつい感情的になったのである。

もうこうなると、双方とも後に引くに引けない状況になってくる。食い物の恨みは恐ろしい、と言われるがまさにそうである。

店主の最初の対応が肝心である。


私もラーメンをすすっていて爪楊枝が出てきたことがある。そのときは衛生監視員ではなかったので、一人の客として店主にクレームをつけたが、やはり店主の態度はかなり横柄であった。

「取り替えればいいだろう」という態度だった。

しゃくだったので、保健所へ届けようと思ったが、その時は思い止まった。


ラーメンではなく、そば屋でも似たようなことがあった。

本土からの出張員をヤンバルへ案内する途中、名護でそばを食べることになった。おいしいことで有名なそば屋のこと、お世辞もあったが、「うまい」、「うまい」を連発しながら食べていた。と、その時私のどんぶりにゴキブリが姿を現したのだ。

相手のこともあるので、声を出すわけにもいかず、すするふりをしてその場を取り繕った。

彼はそのことを知らず、うまそうに全部たいらげたことはいうまでもない。

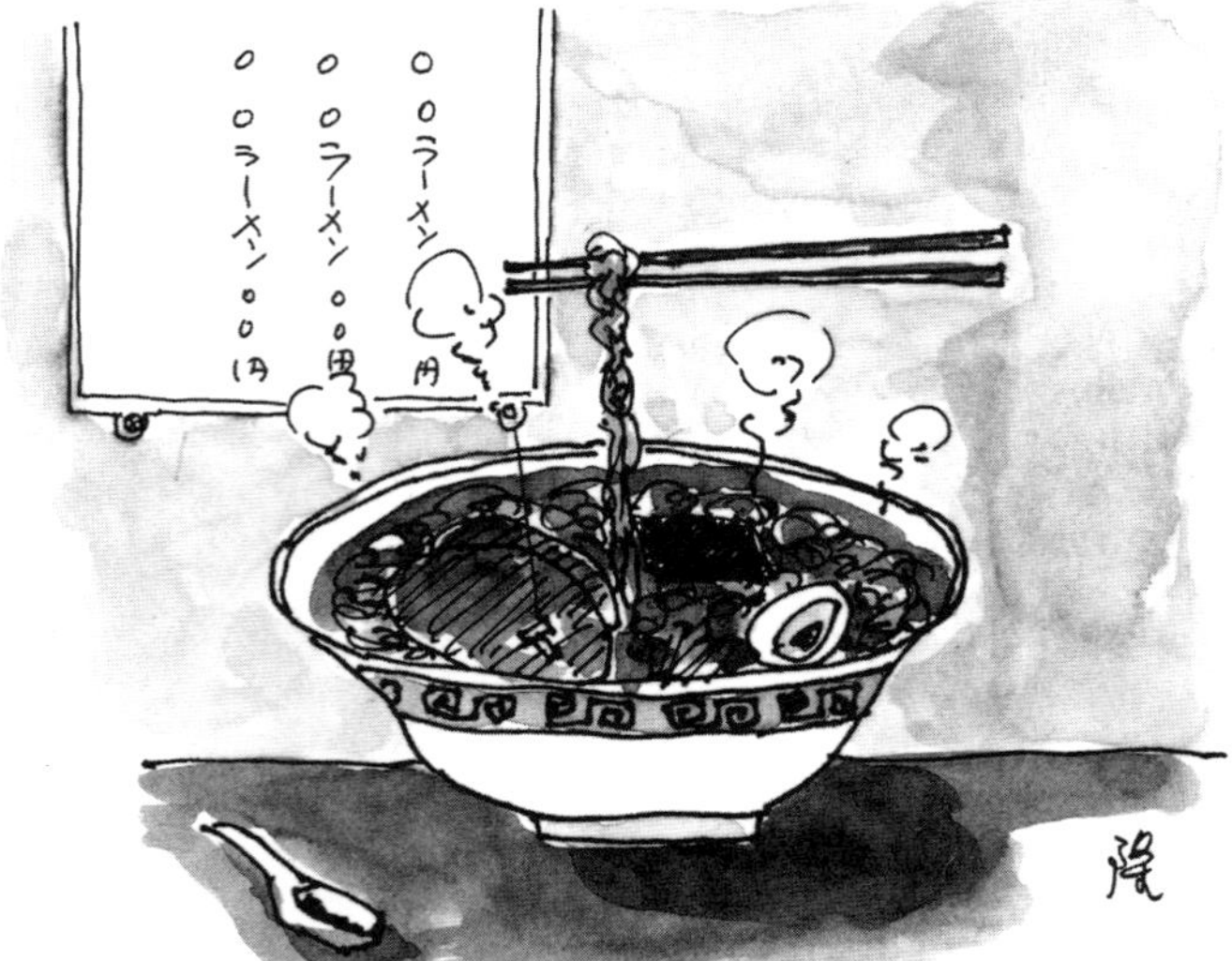
○○ラーメン　円
○○ラーメン○○円
○○ラーメン○○円
隆

12——ハブクラゲ

陸上にはハブ、海にはハブクラゲ、沖縄とハブは切っても切れない縁があるようだ。ハブクラゲの被害は以前からあるが、これまであまり問題にされていなかった。それはハブ咬症のように、死に至ることが報告されなかったからであろう。

ところが、平成九年八月金武町で六才の女児、平成一〇年七月石垣市で三才の女児がハブクラゲに刺され急死する事故が連続発生し、にわかにクローズアップされたのである。私も中学生のころ、石川ビーチの西側でこれにやられ、痛い思いをしたことがあり、この被害にあった子供たちの辛さは、とても他人事とは思えない。

ハブクラゲの触手は二八本もあり、これが絡みつくと、やけどの様な激痛があり、線状のミミズ腫れができる。重症の場合、呼吸停止や心臓停止におちいる。

私のケースは両足に絡みつく大きなハブクラゲだったようで、ミミズ腫れは一ヵ月程続いたが、その跡形は数年消えることはなかった。

男であればズボンで傷痕を隠すこともできるが、女性は大変だ。刺されないようにすることが肝要である。ハブクラゲの生態研究、駆除の方法、ビーチの整備など課題は多い。

ところで、保健所の生活環境課で、これまで問題にならなかったことが、急に問題になることがある。

たとえば、以前大騒ぎをしたセアカゴケグモなどもそうであったが、その棲息状況や被害状況の調査、刺された場合の応急処置など、マスコミや住民からの問い合わせも異常なほどだった。

ハブクラゲについても、陸が海に変わっただけで、状況はセアカゴケグモと全く同様であり、結局、生活環境課にお鉢が回ってきた。

幸いに人事異動で転勤してきたA氏が、海の危険生物について専門であり、これについては彼の独壇場となり、一躍、時の人となった。

ハブについては血清も早くから開発され、処置が早ければ、ほとんど助かるようになってきた。また、その生態についてもかなり研究が進んでいるが、ハブクラゲの生態については、まだまだ解明されてない部分が多い。血清についても日本ではまだ開発されてない。治療法についてもこれからの研究が待たれるところである。

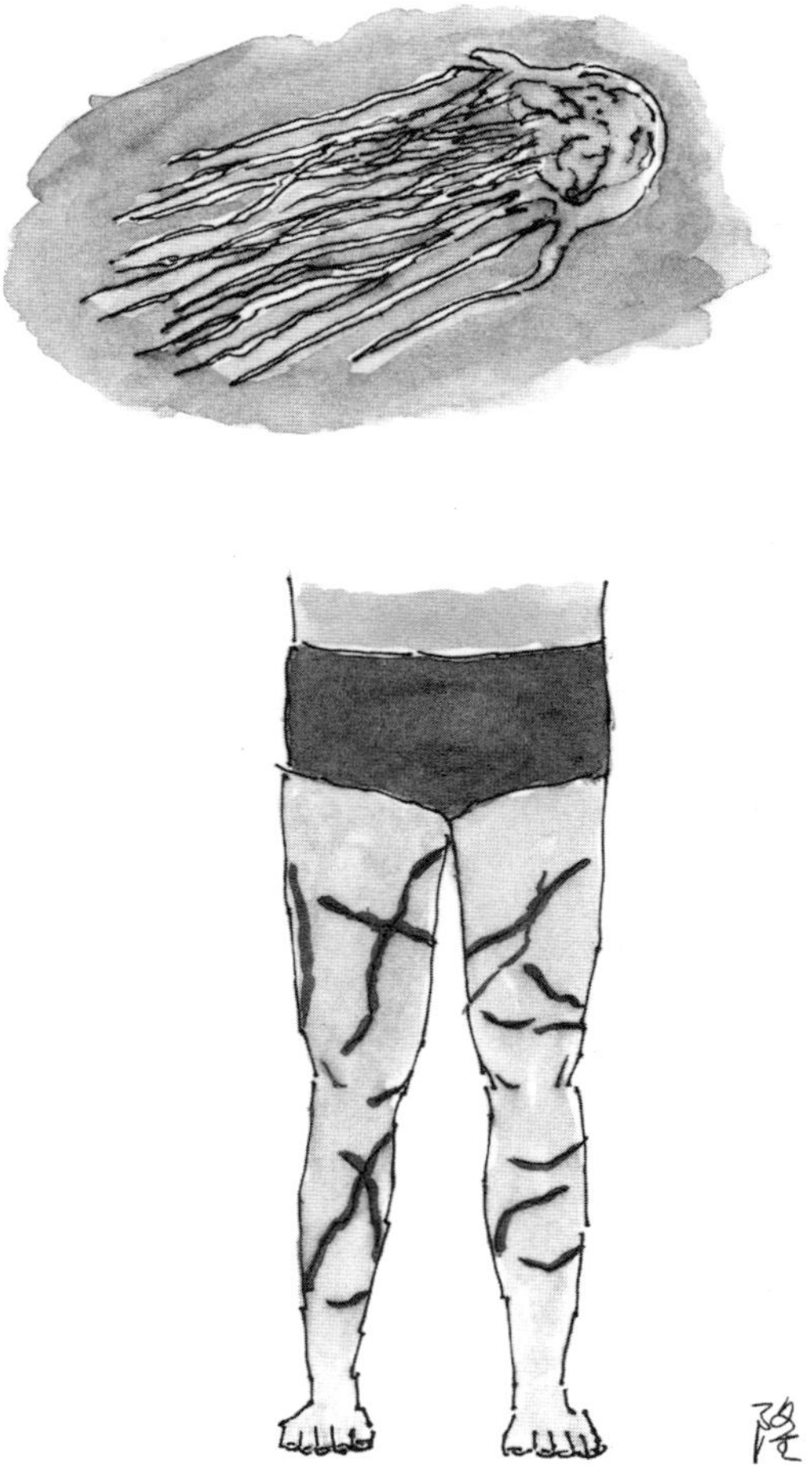
隆

13――シラミ騒動

戦後間もない衛生状況の悪かったときのシラミについては理解できる。しかし、依然として保健所にシラミの相談が舞い込んでくる。

「子供がポリポリ頭を掻くのでよく見るとシラミらしいのがみえる。薬局に相談し、薬を買って治療をしたところ、成虫は死んでしまったが、卵らしいものは依然として残っている。ベッドやソファからうつる可能性や家の中での繁殖が心配で、何となく自分の頭も痒く神経質になっている」との相談であった。

シラミは戦後の衛生状況が劣悪な頃、一時大流行したことがある。DDTの散布により絶滅したといわれていた。しかし日本の経済力の向上と相まって、誰でも気軽に海外旅行へ行ける時代になり、おみやげとして海外からシラミも一緒に持ちかえってきたことと、シラミを知らない世代が増えてきたことなどにより、流行しているといわれている。

人に寄生し吸血するシラミは、アタマジラミとケジラミである。名前のとおり、前者は主に頭につき、後者は主に陰毛につくが、時として胸毛や腋毛についたり、子供の頭髪や眉についたりすることもあるそうである。

保育園、幼稚園、小学校などの集団生活の場では、頭や体をくっつけて遊ぶことが多いので直接うつることもある。また、プールなどのロッカーや更衣室で間接的にうつったり、タオルやブラシなどの共用でもうつることがあるといわれている。

電話で相談のあった主婦の子供も、おそらくプールか友達同士の接触が原因だろうということで、引き取ってもらった。

シラミの駆除方法として、二週間ほど毎日洗髪する。子供の場合は大人が良く洗ってあげること、下着、シーツ、枕カバー、タオルなどは毎日取り替えること、ふとん、枕などの寝具は日光消毒が効果的である。

また、「フェノトリン」を主成分とするパウダーがシラミ駆除薬として開発されており、薬局で販売されている。

話は違うが、良からぬ所で、良からぬことをしたおみやげにケジラミを持ちかえることが往々にしてある。「君子は危うきに近寄らず」の諺どおりだ。

ひとに言えない場所が痒く、よくみるとダニのようなものが動いている、ということで現物を持参し、相談にきた新婚間もない女性がいた。鑑定の結果はケジラミだったが、誰が持ち込んだものか、それはわからない。

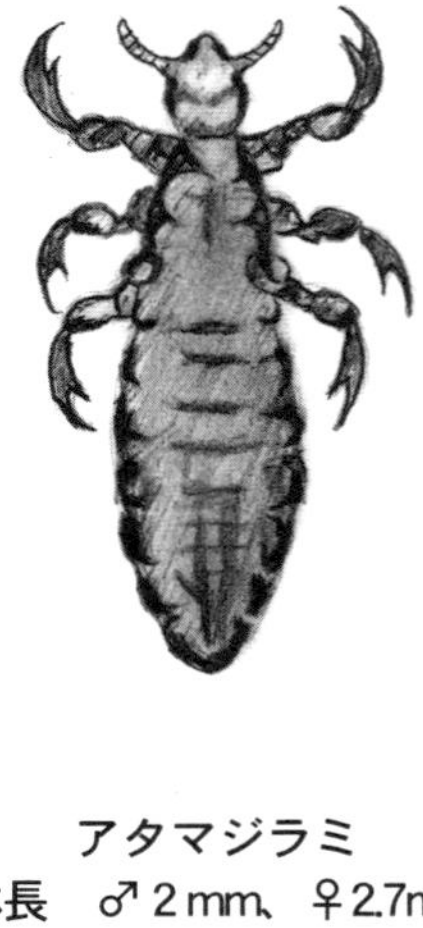

アタマジラミ
（体長　♂２mm、♀2.7mm）

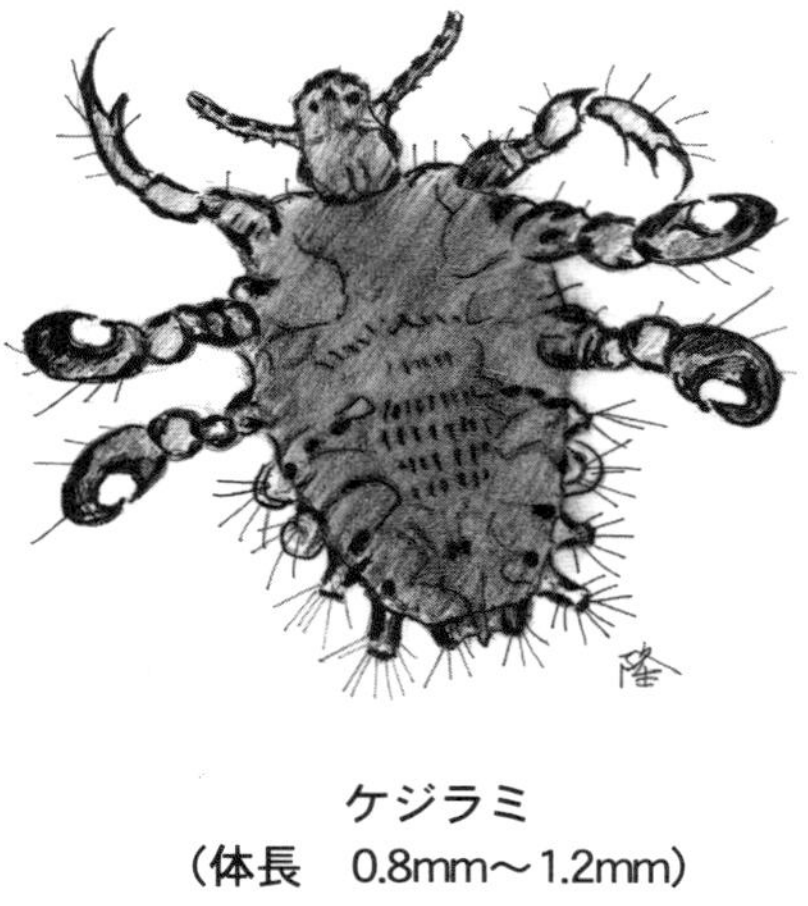

ケジラミ
（体長　0.8mm～1.2mm）

（平成10年７月１日発行『ヘルシスト』第22巻参照）

14——照会

毎日のように警察署から、飲食店営業所に関する照会がある。

ほとんどの問い合わせは、住所、氏名、年齢、電話番号、営業許可の有無、許可期限などである。

警察も犯罪防止の観点から、スナック、ナイトスナック、バー、キャバレーなどを巡回パトロールしている。

そのなかから営業許可証のないものや、あっても期限切れのもの、名義変更がされてないものなどをチェックし、照会してくるのだ。

これらは夜の商売である。保健所は五時一五分に終業のベルがなる。警察と保健所はいわゆるすれ違い夫婦である。

かつては、十分とはいえないまでも時間外手当てがあり、夜間監視が可能であった。が、今はそれも叶わなくなった。

一時期、年末などに警察官と一緒に巡回することもあった。

警察の他にも弁護士会や著作権協会からの照会も結構ある。

カラオケボックスも一時期のような賑やかさはないが、各地に乱立している。

カラオケボックスでも食事や飲み物の提供は付き物であり、保健所の営業許可証は必要である。

その外に、カラオケの場合、著作権協会へ著作権料なるものを支払う義務があるが、なかにはそれを拒否する強者がいるようだ。

そこで弁護士会や著作権協会からの照会となる。

この照会の内容も前述した警察署からのものと同じである。


たまに税務署からの照会も舞い込む。

税金の申告漏れや滞納などを調査する目的らしい。

県はさきほど、情報公開条例を公布し、可能な限り県民に対し情報を公開することになっている。

しかし、これはあくまで個人のプライバシーの保護の下のことであり、たとえ、警察、弁護士会、税務署からの依頼であっても、保健所は営業許可証に記載済みの範囲でしか、回答しないことにしている。

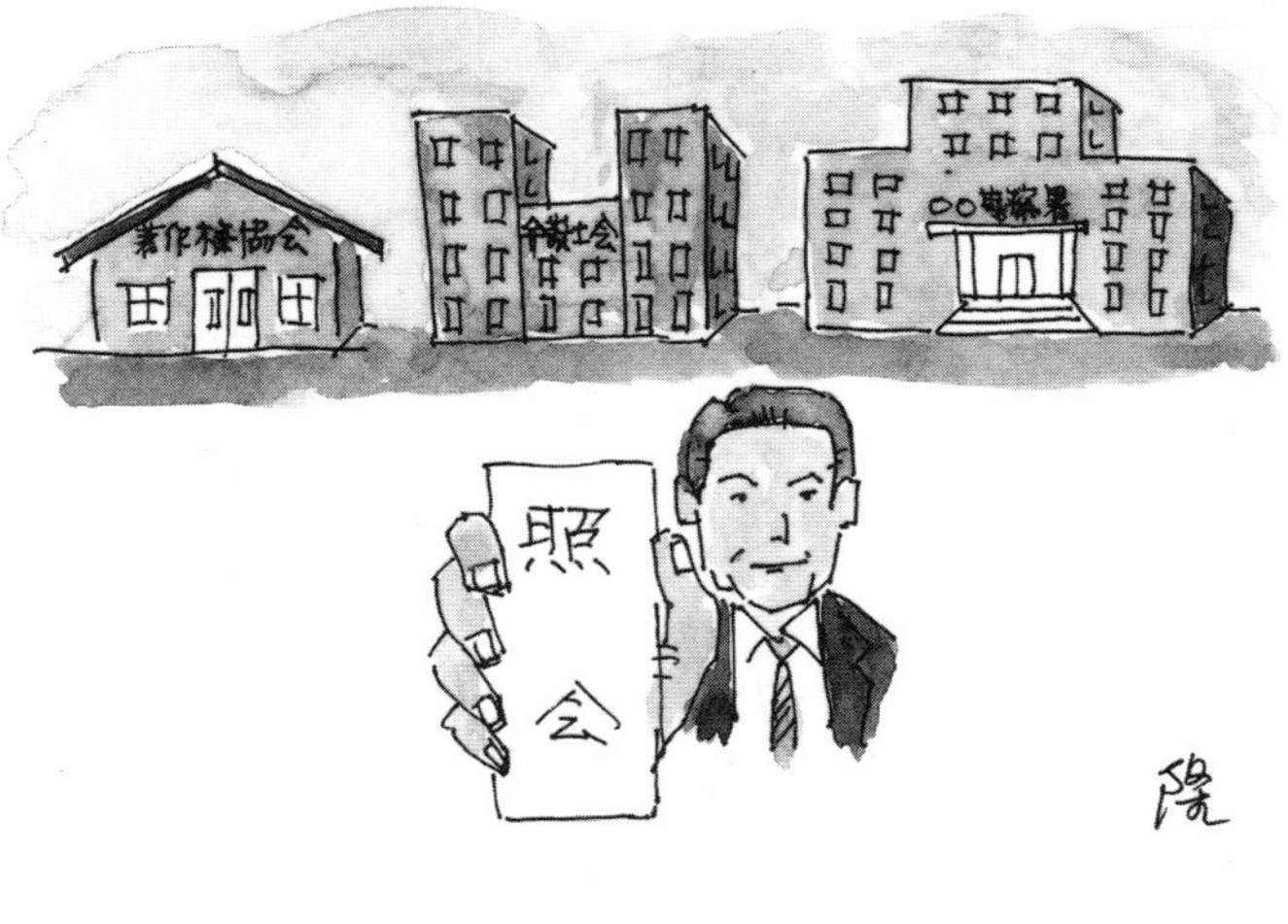
著作権協会
弁護士会
○○警察署
照会
隆

15——修学旅行

県は観光立県を標榜しており、今年、二〇〇一年の入域観光客の目標を五〇〇万人と設定している。

沖縄県の人口は約一三〇万人なので、その四倍弱のお客様が訪れる勘定だ。

観光客の中に占める修学旅行生の割合も相当多いものと思われる。

ところで、平成九年一二月、沖縄県中部のホテルで集団食中毒事件が発生した。大阪市内の女子高校の修学旅行で、沖縄に来ていた生徒や引率者三三六人のうち、二五五人が下痢や腹痛などを訴え、三九人が点滴治療を受け、五人が入院するという、大きな事件であった。

不思議なもので、病院から食中毒の通報があるのは、決まって週末が多い。ルンルン気分で土日の計画を立てているときに、非情にも電話がかかってくる。

そのときは日曜日だった。家で寝そべっているとき、いきなりの電話だった。

K保健所からの通報で集団食中毒らしい、と慌てふためいている様子だった。直ぐ県庁まで来てくれとのこと。休日出勤となった。

情報収集やこれからの対策などを指示し、その日は終わった。

修学旅行の食中毒事件は大規模になることに加え、点々と移動し、数日後には当地を離れることから調査が繁雑になる。

この場合も、一応、セオリー通りの原因究明の作業を進めていたのであるが、なかなか原因菌が網に掛かってこない。

学校側はＰＴＡからの突き上げや保険会社との折衝で、一日も早い原因菌の究明を待っていた。それにもかかわらず、原因究明が遅々として進まないことに対し、生活衛生課に対する風当たりは日増しに強くなった。

環境保健部長（当時）は最大限に期待に応えるよう、毎日のように檄をとばしていた。この菌でもない、あの菌でもない。とうとう迷宮入りか、と思われていた矢先、生活衛生課の担当者と衛生環境研究所の一研究者の機転により、東京都衛生研究所へ検体を送付し、協力を依頼したのである。

その結果、原因菌はウエルシュ菌のＴＷ１型と呼ばれる珍しい菌で、同型の菌による食中毒は、国内で一九六三年以来二例目というものだった。

原因菌が突き止められたことにより、原因施設も確定し、この事件は解決したが、多くの課題が残った事件だった。

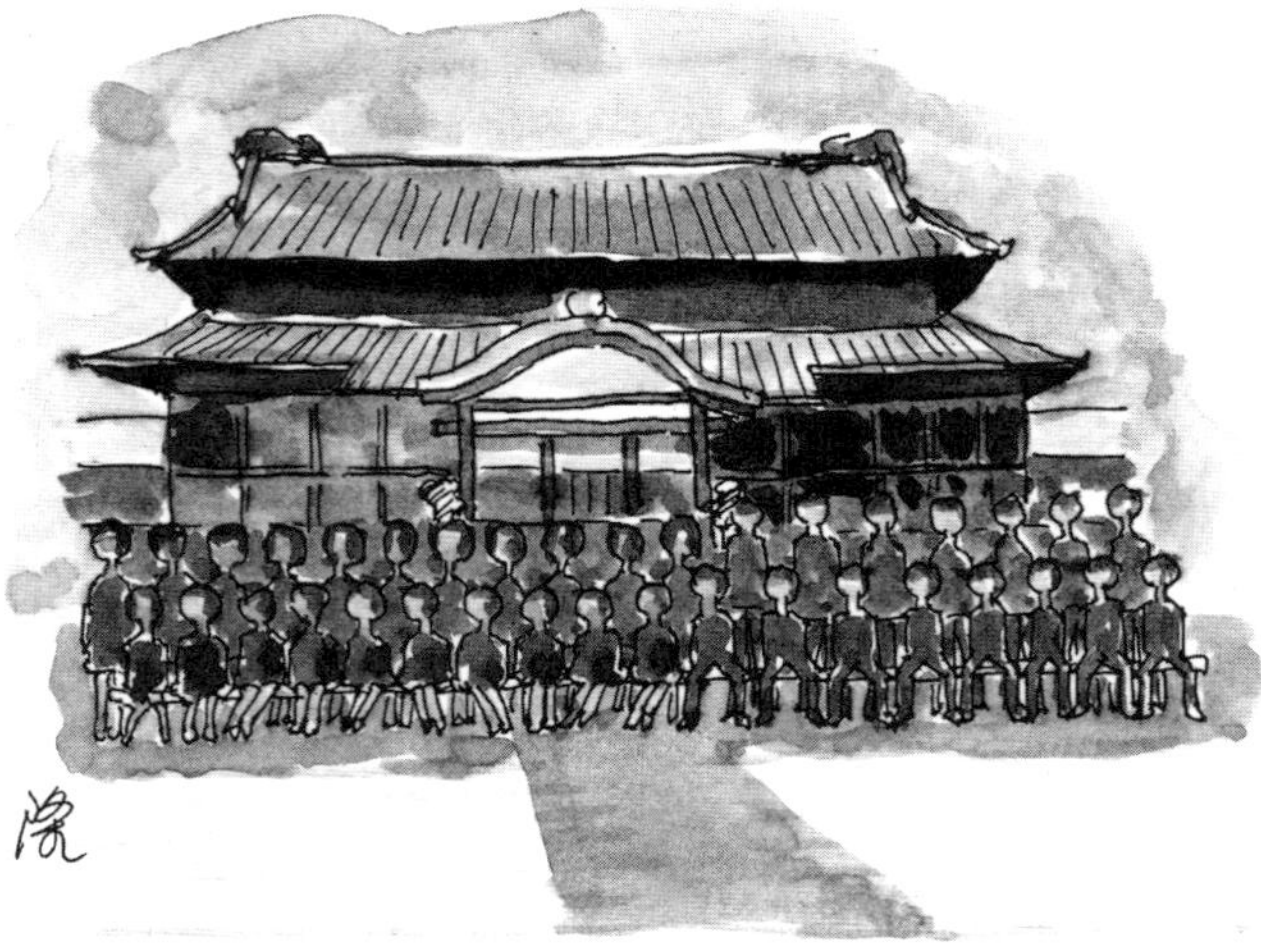

16――乾燥梅干し

これも環境衛生課に在籍していたときの話である。

S紙の記者あて、住民から一通の手紙が届いた。つまり、タレ込みだ。

それによると、某デパートの地下食品売り場に、台湾産のチクロ入り乾燥梅干しが販売されている。これは食品衛生法違反であるので取材して欲しいとの依頼であった。

台湾産のチクロ入り乾燥梅干しは、これまでも度々問題になったことがある。

記者の依頼で、確認のため一緒にその場所へ行ってみた。

調べてみると確かに、そのものが売られていた。その隣では、県内で製造されたチクロの入らない、ちゃんとした乾燥梅干しが売られていた。

値段を比べると、確かに県内産は台湾産に比べ、高く設定されている。客の足が台湾産に向かうのも理解できる。

かつてチクロは人工甘味料として用いられてきたが、催奇性、染色体異常、心筋障害などが証明されたため、日本では一九七〇年に食品添加物から除かれ、使用禁止となっている。

ところが、台湾政府はチクロを未だ食品添加物として認めており、そこに一つの大きな国際間のギャップがある。

味見をしてみた。甘酸っぱい味がするが、大人の味ではない。主な販売先は学校周辺の駄菓子屋さんである。子供たちは喜んで食べる。しかし、チクロが入っているので保健所も目をつぶるわけにはいかない。即回収だ。回収と同時に、港や空港での取り締まりの強化のため、税関にも協力を求めた。税関でもこれには手を焼いているようである。運び屋は、自分で食べるためと称し、三キロまで無税扱いになるのをいいことに、手分けして持ち運んでくるようである。以前は一〇キロまで無税だったのを三キロまで落としてきたようだが、これ以下の制限は難しいということだった。

専門の運び屋がおり、フリーの船客に手数料を払い、手荷物として持ってもらい、上陸後、これを回収する仕組みである。

根元を絶つ意味で、中琉文化経済協会（台湾の領事館にあたる）の代表者を訪ね協力を依頼した。

が、彼は涼しげな顔でこともなげにこう言った。

「沖縄の人が欲しがる間は、どうしても入ってくるでしょうね、これが需要と供給のバランスです」

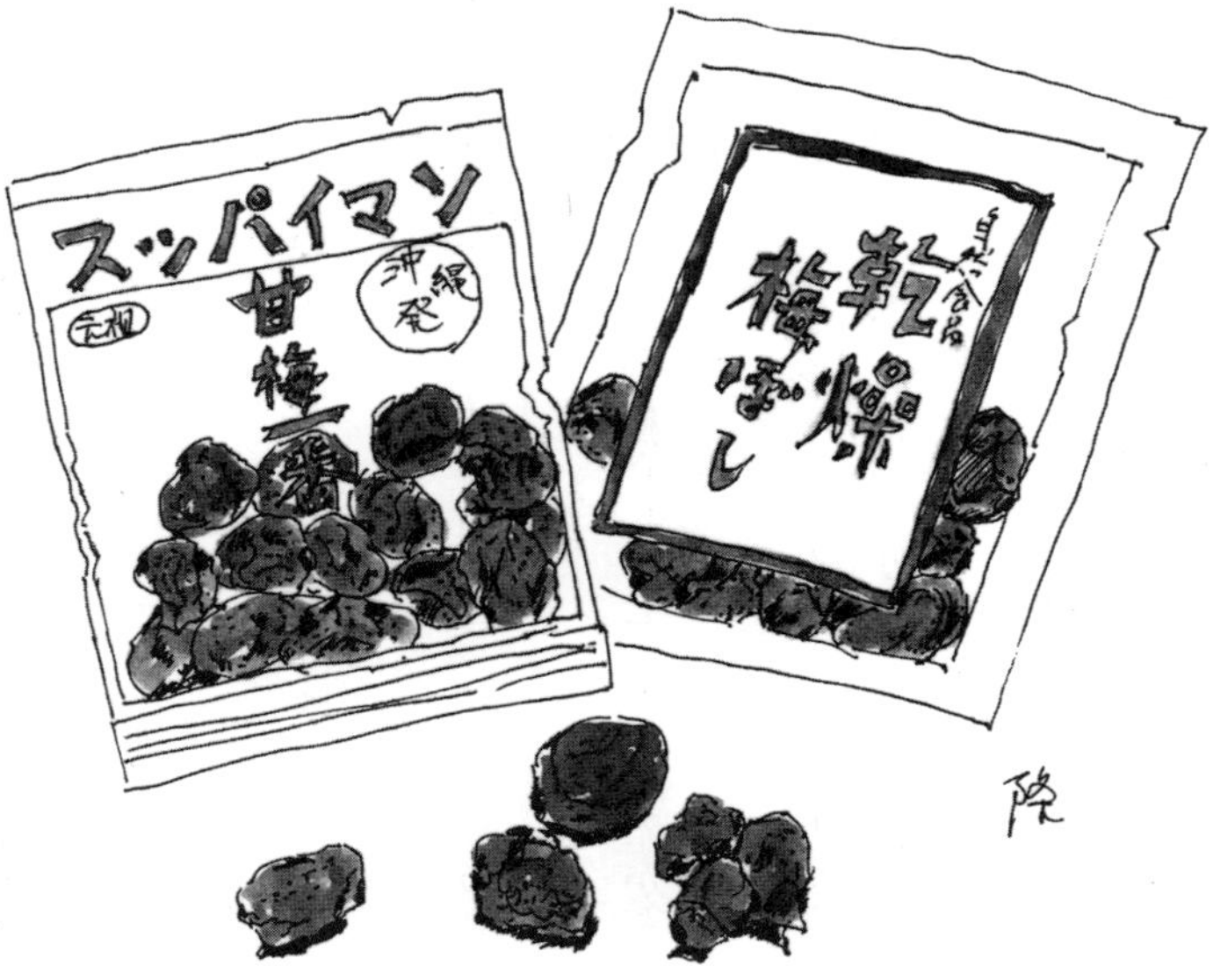
スッパイマン
元祖
甘梅一番
沖縄発
乾燥
梅ぼし

17——映画館

近年、北谷町は若者の街に生まれ変わった。かつては米軍のハンビー飛行場として存在していた。返還後、都市計画により、住宅や商業地として、目ざましい発展をとげている。その一角に、セブンプレックスと称する映画館がある。その名のとおり、七つの映画館が一つ屋根の下に存在する。つまり、入口、入場券売場、売店、ロビーは一つだが、独立した七つの上映館がある。おそらく、人件費の抑制が大きな目的だろう。すぐ近くに、無料の大きな駐車場があり、遠来の客も多いようだ。しばらくして既設の側に八つ目を増築した。何やら八岐大蛇《やまたのおろち》を連想するが、名称は当分、セブンプレックスのままとのこと。

何で映画館のことをくどくどと、と思われるだろうが、映画館や劇場などの衛生監視も生活環境課の大事な仕事の一つである。中央保健所管内にも、映画館や劇場は多い。那覇市内の映画館も、一つの建物を三つほどにわけて複合形式に改装したところが増えてきた。グランドオリオン、国映館、桜坂シネコン琉映などがそうである。

新聞報道によると、グランドオリオンや国映館は、近々、天久新都心へ複合形式とし生まれ変わることになっているようである。


環境衛生監視員は前もって、興業主と打ち合わせて時間の調整をし、検査器具の点検をすませてから出かける。通常、二人ペアーで衛生監視をする。

一人は照度を計る。上映時間中でも床面で、〇・二ルックス以上を要求されている。もう一人は炭酸ガス濃度の測定である。これは一五〇〇ｐｐｍ（一五％）以下に設定されている。湿度は四〇％から八〇％以下、温度は一七℃以上二八℃以下の範囲に設定されている。これを計るタイミングがある。上映時間中にゴソゴソするわけにはいかない。そのために興業主と時間の打ち合わせが必要となってくる。

ただし、女子トイレの検査は、使用者の少ない上映時間中を見計らって済ませておくことが無難である。くれぐれも痴漢と間違われないことだ。

前回の監視のときは、「ディープインパクト」と「ゴジラ」を上映していた。

休憩時間まで少し間があったので、二〇分ほどだったが観客席に座って観た。

終わり間近のクライマックスのシーンだったので、なんだか得した気分になった。

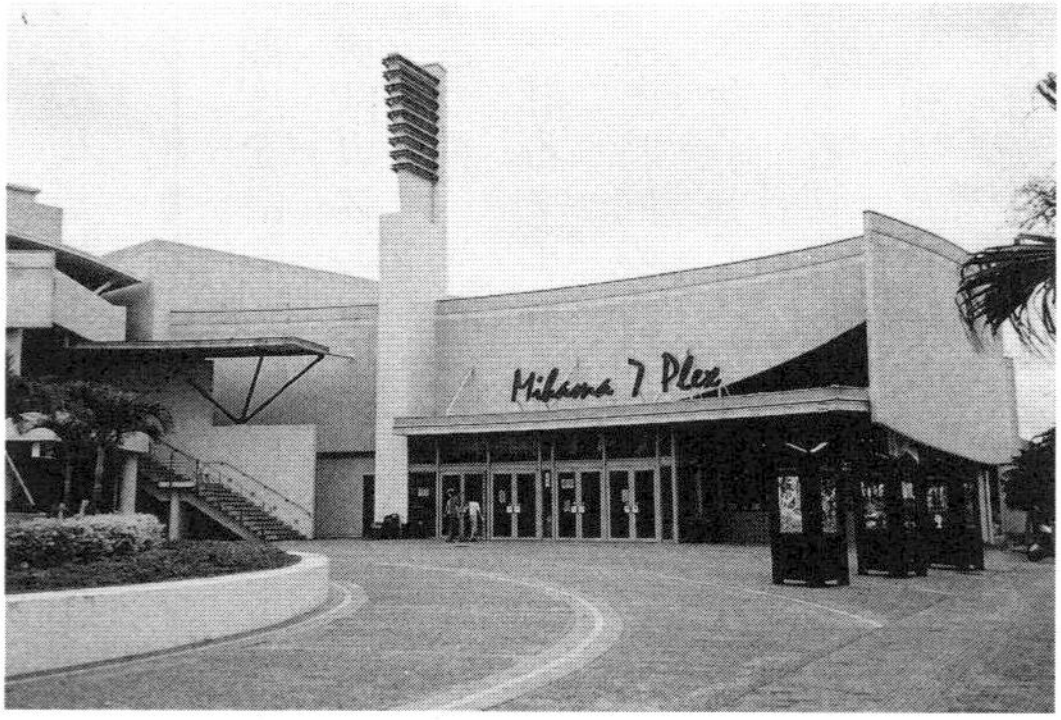
Mihama 7 Plex

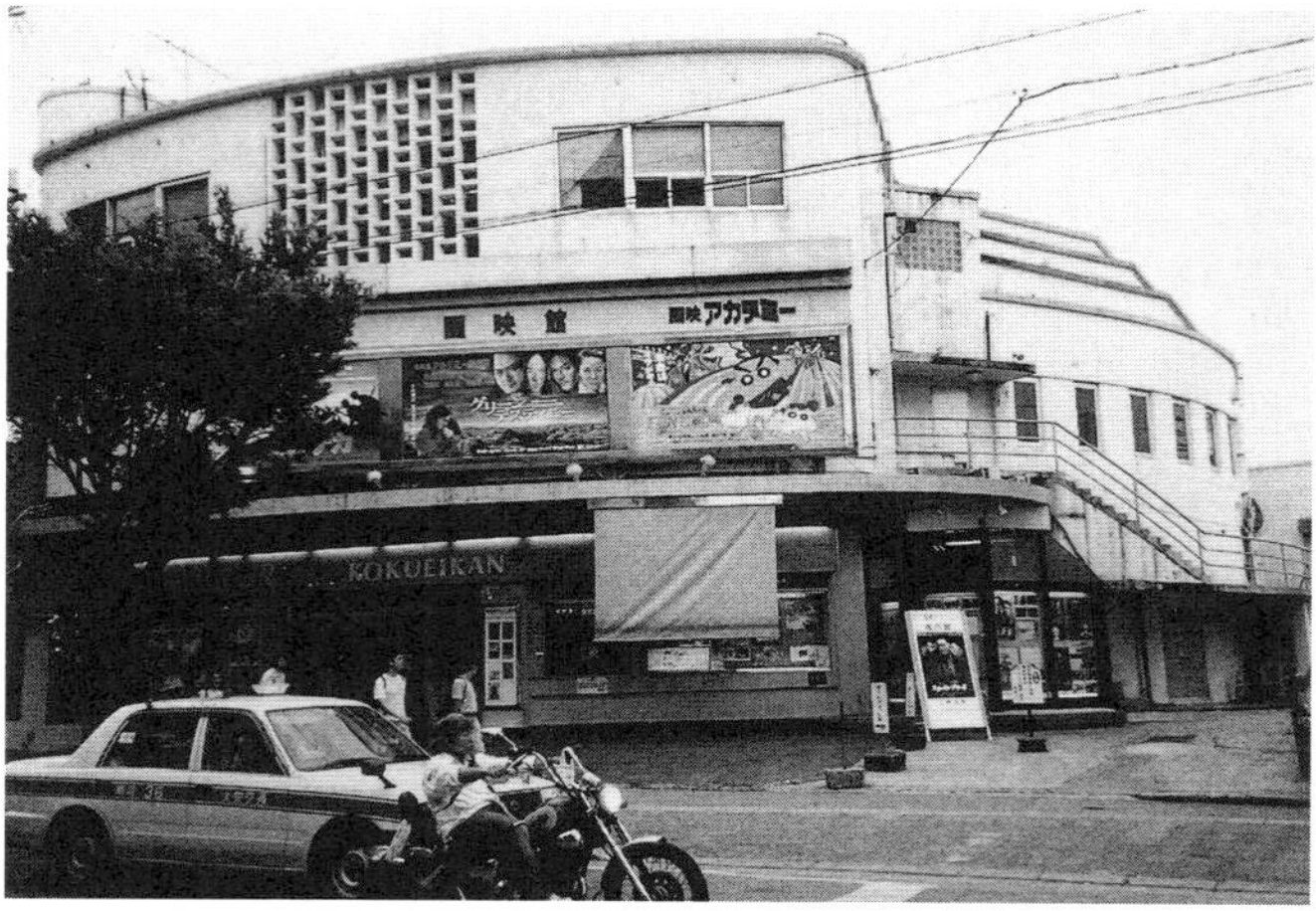
KOKUEIKAN

18――馬肉騒動

ある朝、所長あて出勤早々、かなり興奮した声で苦情の電話があった。要領を得ない話し方なので、所長は所長室へ直接来るように答えたという。しばらくしてくだんの電話主が、新聞紙にくるんだ包みを持って、所長に会わせろとやってきた。この人は同じ件で前にも保健所へきているので顔なじみになっている。酒も入っているようで、かなりいきり立っている。

聴いてみると、暴力団の一味が週二回、自宅へ無理やり馬肉を二kgほど置いていくようである。本人にしてみると買いたくもないのに無理強いされているということで憤慨しているのだ。値段も決して安くなく、月々二万五〇〇〇円も無駄な出費を強いられている。気持ちは理解できる。

この件について以前、那覇署は内偵捜査をすすめ、同暴力団一味を食品衛生法違反で逮捕したことが新聞にでていた。それによると、卸元から馬肉を購入し、市内のスナックや知り合いに強制的に販売していたのだ。食肉を販売する際はそれなりの店舗を構えるか、冷蔵庫を備えた車両で包装済のものだけを取り扱うかのどちらかであるが、この暴力団は無許可で、しかも施設もなく馬肉を販売していたのである。

その朝の苦情は保健所も、警察もなにもしてくれない、ということで保健所長へ直談判と相成った次第。

酒を飲んでかなり興奮していることと、暴力団がからんでいることから警察に協力を依頼したほうが得策と判断し、那覇署へ案内した。

那覇署の暴力団対策課に初めて入ったが、さすがにいかめしい面々が揃い、にらみつける目はかなり迫力がある。彼らの前では、これまでデカイ態度だった酔っぱらいも事情聴取を受けるうちにシャキッとしてきた。

結局、暴力団をのさばらさないためには、被害に遇った場合、速やかに一一〇番することと、証拠のために領収書などを取っておくこと等の指導があった。

彼は持ってきた馬肉を証拠品として警察が預かることに同意した。これをもとに警察は再度、この暴力団を逮捕するだろう。

このように、保健所だけで問題を解決することが困難をきわめることがある。そんなとき、やはり警察は頼りになる。

それにしても暴力団担当部署の面々の迫力にはひとを威圧する何かがある。やはりお世話になりたくない所であった。

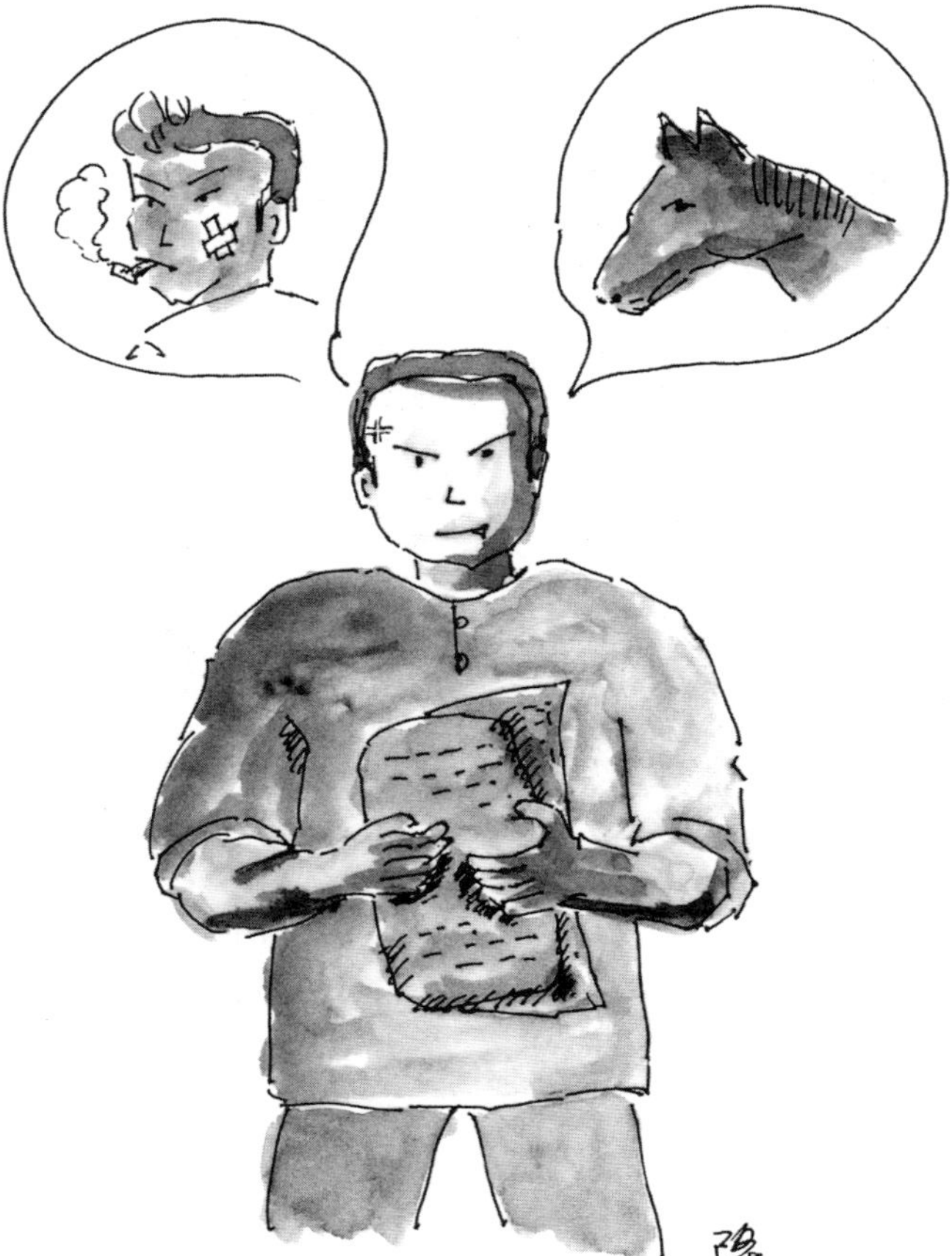

19 公衆浴場

現在、那覇市内に、いわゆるお風呂屋さんは六軒しか残っていない。

沖縄は夏が長く、しかも暑いせいか、本土に比べ、あまりお風呂に執着しない。

サッとシャワーで済ませる傾向がある。

加えて、最近ではほとんどの家庭やアパートにまで、風呂場やシャワールームが設置されている。

今後、ますます少なくなっていくことだろう。時代の趨勢とはいえ、寂しい気がする。

「公衆浴場法」によると、お風呂屋さんは普通公衆浴場と特殊公衆浴場に分けられ、特殊公衆浴場はサウナ風呂や個室付き公衆浴場などに分類される。


中央保健所管内に約三〇軒ほどの、「個室付き公衆浴場」がある。

かつては、「トルコ風呂」と呼ばれていたものだ。

トルコの国には確かにスチーム風呂の存在と、汗をかいた後、屈強の男がアカすりをするシステムがある。

どこですり替えられたのか、いつの間にかアカすり男がマッサージ女に変身し、名称もトルコ風呂になってしまった。

迷惑したのはトルコの国民だった。トルコの一青年が新聞投書で、このことを日本の国民に訴えたのである。

それ以後、「トルコ風呂」という言葉は使えなくなったのである。

ところが日本人はことば遊びの天才である。新しく「ソープランド」という、見事な用語を創り出してしまった。

さて、沖縄のソープランドは那覇市辻町に集中しており、中央保健所では特殊公衆浴場組合の協力のもとに、定期的に検査を実施している。

二名一組で四グループを編成し、三〇軒ほどの施設を巡視するのである。

その日のために、組合員は風呂場の掃除や公衆浴場法で定められた設備などにぬかりがないかを入念にチェックし、衛生監視員の到着を待つのである。

衛生監視員の到着と同時に、班編成と案内係を決め、いざ出陣となる。

はからずも、二十数年ぶりでソープランドの衛生監視の光栄に浴することができたが、昼間は何とも味気のないところであった。

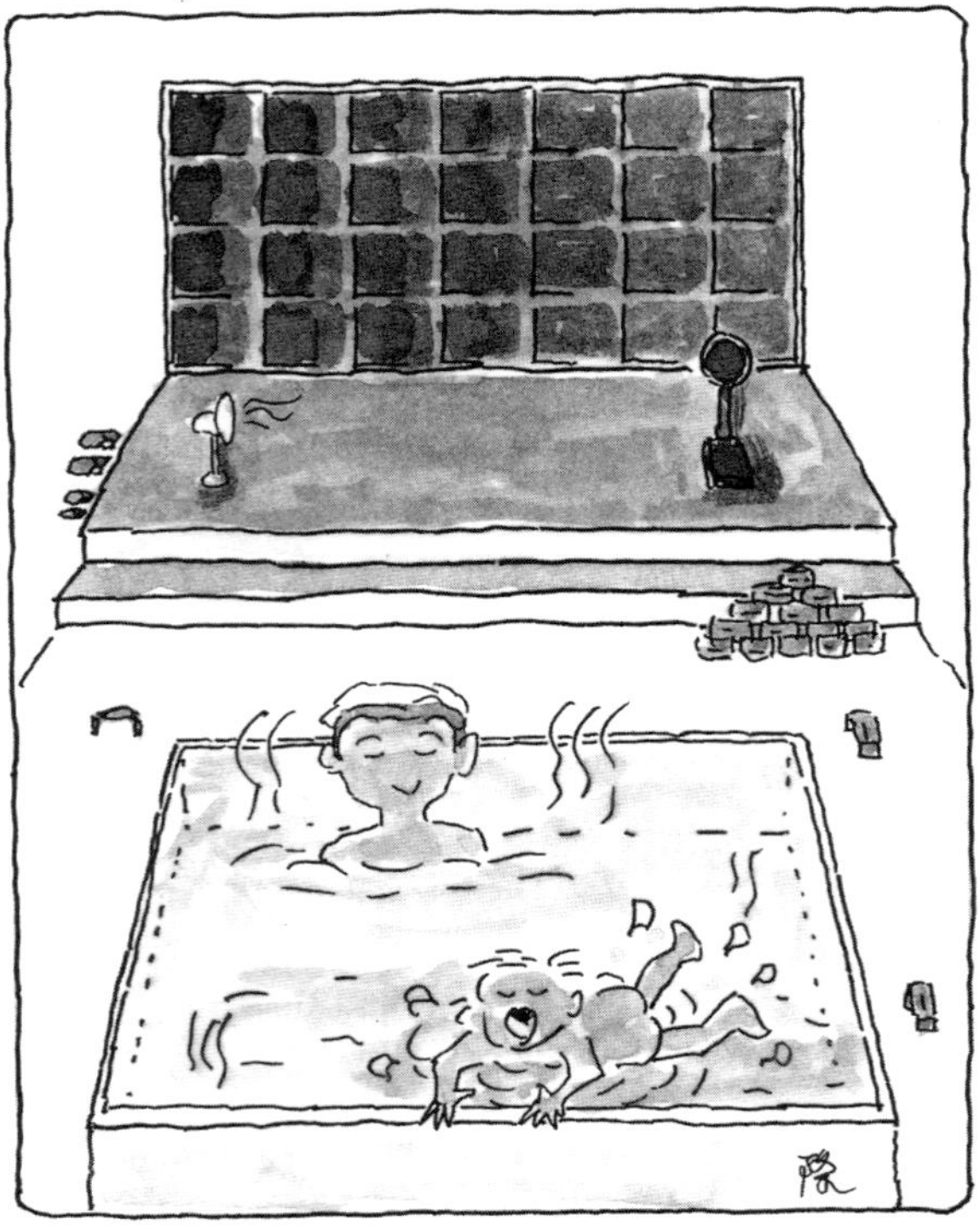

20　投書

　本土の方には人前でいうことをはばかられる珍奇な名前の公園がある。有名な「漫湖公園」である。そこは国場川の下流になっているが、ひときわ川幅が広くなっており、あたかも湖のような趣を呈するところから、漫湖と名がついたと勝手に想像している。漫湖を横切る橋はかつて沖縄で一番長かったので那覇大橋と呼ばれている。その橋の欄干から、蟹を捕る人を時々見かける。

　最近は国場川も以前に比べきれいになったとはいえ、そこで捕れる蟹は食べられるのか、他人事ながら心配したことがあった。最近はあまり見かけなかったので、このことは気にも止めなくなっていた。

　そんな折り、一枚の葉書が所長あて舞い込んで来た。

「漫湖で捕った蟹を那覇の公設市場で売っているが、ＰＣＢなどに汚染されてないか、心配なので、その実態を調査してもらいたい」というものであった。

　早速、課内会議を招集し対策を協議した。まず、実際に捕っている人がいるのか、いるのであれば、それは食用かどうか、あるいは自家用か販売用か、販売用ならばどこに出荷しているのか、等々である。

調査の結果、七〇過ぎのおじいちゃんが週に二〜三回、那覇大橋の近くで蟹を捕っており、それを那覇市内で販売しているようだ。一kg当たり千二、三百円するようで、結構いい小遣い稼ぎになるようである。

衛生監視員には、水戸黄門の印籠に匹敵する収去権なる権利が付与されており、検査のために必要量の食品を収去票一枚で抜き取ることが可能である。市場で売られているカニを収去することは問題ない。とはいえ、高価なものを何匹も収去することは気が咎める。そこでカニ捕獲用の網を購入し、自分たちで捕ることにした。

早速、エサのサンマをセットし、漁師よろしく一晩網を仕掛けておいた。賭け事で、ビギナーズラックとよくいわれるが、何と二キロほどの大きなノコギリガザミがかかっていた。せっかくなので県民のために、カニの試食をしてみようとあいなった。ゆで上ったカニを前に監視員は誰ひとり食べようとしない。結局、言い出しっぺの私が食べざるを得なくなった。食べてみると気のせいか少し泥臭かったが結構おいしかった。

翌日から検体用のカニの捕獲に励み、衛生環境研究所へ検査を依頼した。しばらくして検査結果が届いたが、重金属類、有機リン系農薬、ＰＣＢなどは基準値以下であった。

食べた私も一安心であった。

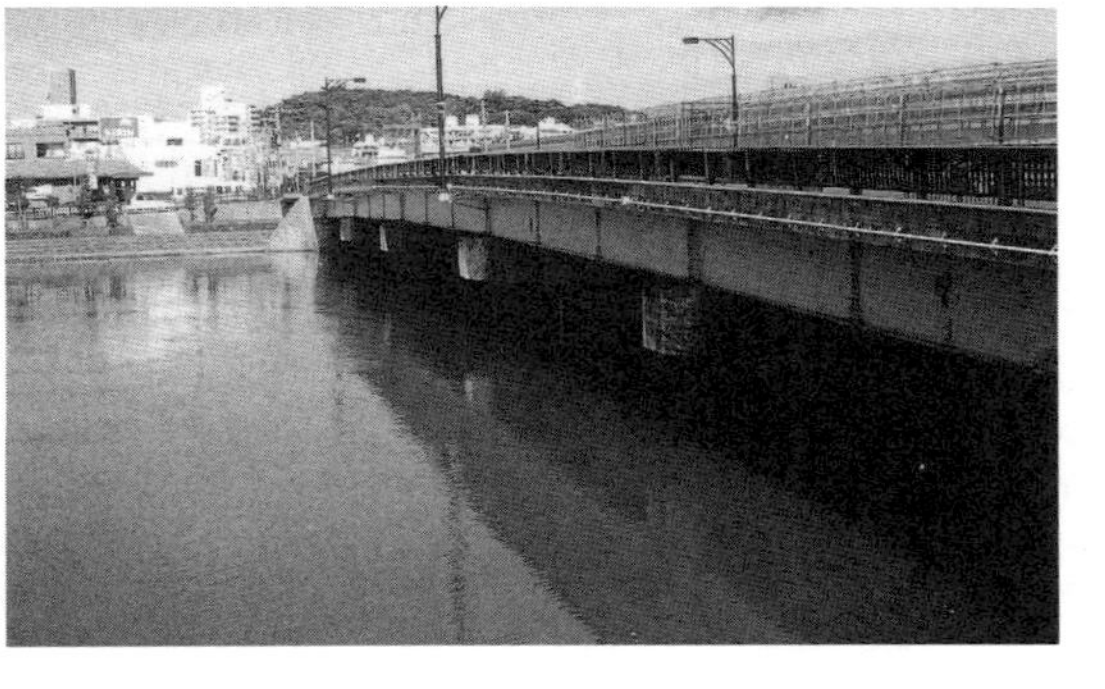

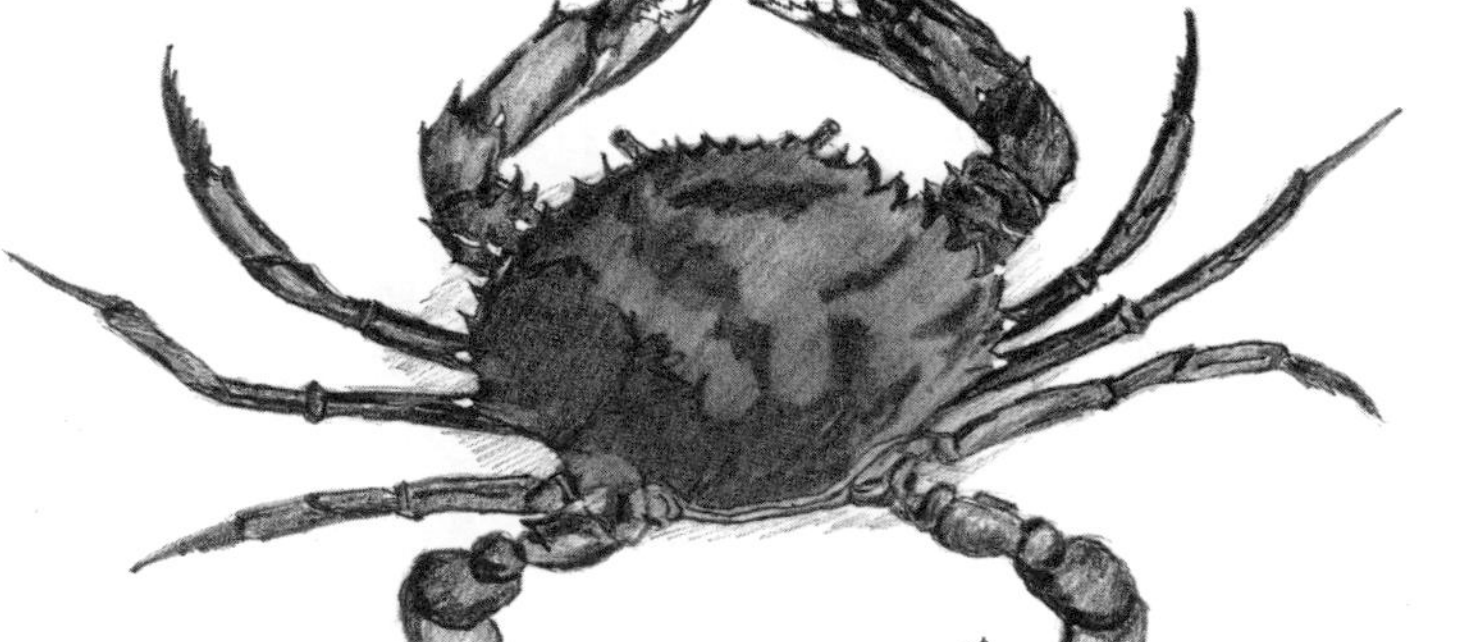

ノコギリガサミ

21 牛の密殺

ずいぶん物騒な見出しである。牛の話であるが、その前に少しだけ山羊の話をしたい。

本土復帰前の沖縄では、山羊は海、山、川、庭先などで、誰でも勝手に処理することが可能であった。

が、復帰後は本土の「と畜場法」（今は漢字の「屠」は使わない）という、いかめしい名称の法律によって、牛、馬、豚、山羊、羊の五つの家畜は、と畜場（今は屠殺場とは言わない）以外の場所では殺してはいけないことになった。

が、長年の風習は一朝一夕には改まらない。昔から沖縄では、ヒージャー会が盛んである。新築祝い、出産祝い、青年会の集まり、選挙の祝勝会等々、何かにつけて山羊がつぶされ、大勢の人たちに振る舞われてきた。

その名残が依然として各地に残っており、今でも密殺の現行犯で、保健所や警察に摘発されるケースが後を絶たないのである。

山羊の密殺については、先述した歴史的背景があり、いくぶん理解できるところもあるが、平成九年、K島において、なんと牛の密殺が判明し、保健所長名で警察署長あて告発する事件があった。

おりしも、全国各地で出血性大腸菌O－157による感染症（食中毒）が発生している最中の出来事であった。

五名の男たちが金を出し合い、近々、セリに出す予定の牛をA農家から購入し、Bの牛舎裏で、密殺したのである。

ちょうどその時期、牛の価格が落ち込んでいる時期であったので、売り手と買い手の思惑が一致したのである。

私は、事件後この現場をつぶさに見たが、牛舎には糞が山積みされ、ハエも多く、臭いもきつく、おまけに水も十分とは言えない不潔極まりない所であった。

このような条件の悪い場所で、専門の獣医にも診せず、牛を解体するので、当然、食中毒や人畜共通感染症などのリスクが付きまとう。

それを知ってか知らずか、牛を解体した後、それを五人で山分けしたのである。ある者は家族で、ある者は隣近所で、ある者は沖縄本島の親戚に郵送したのである。何事もなければそれで事は済んだのであろうが、〝好事魔多し〟のたとえ通り、好意で贈った牛肉で、なんと本島の親戚が、こともあろうに病院でO－157の診断を下されたのだ。

これがきっかけで、この事件は発覚したのであった。

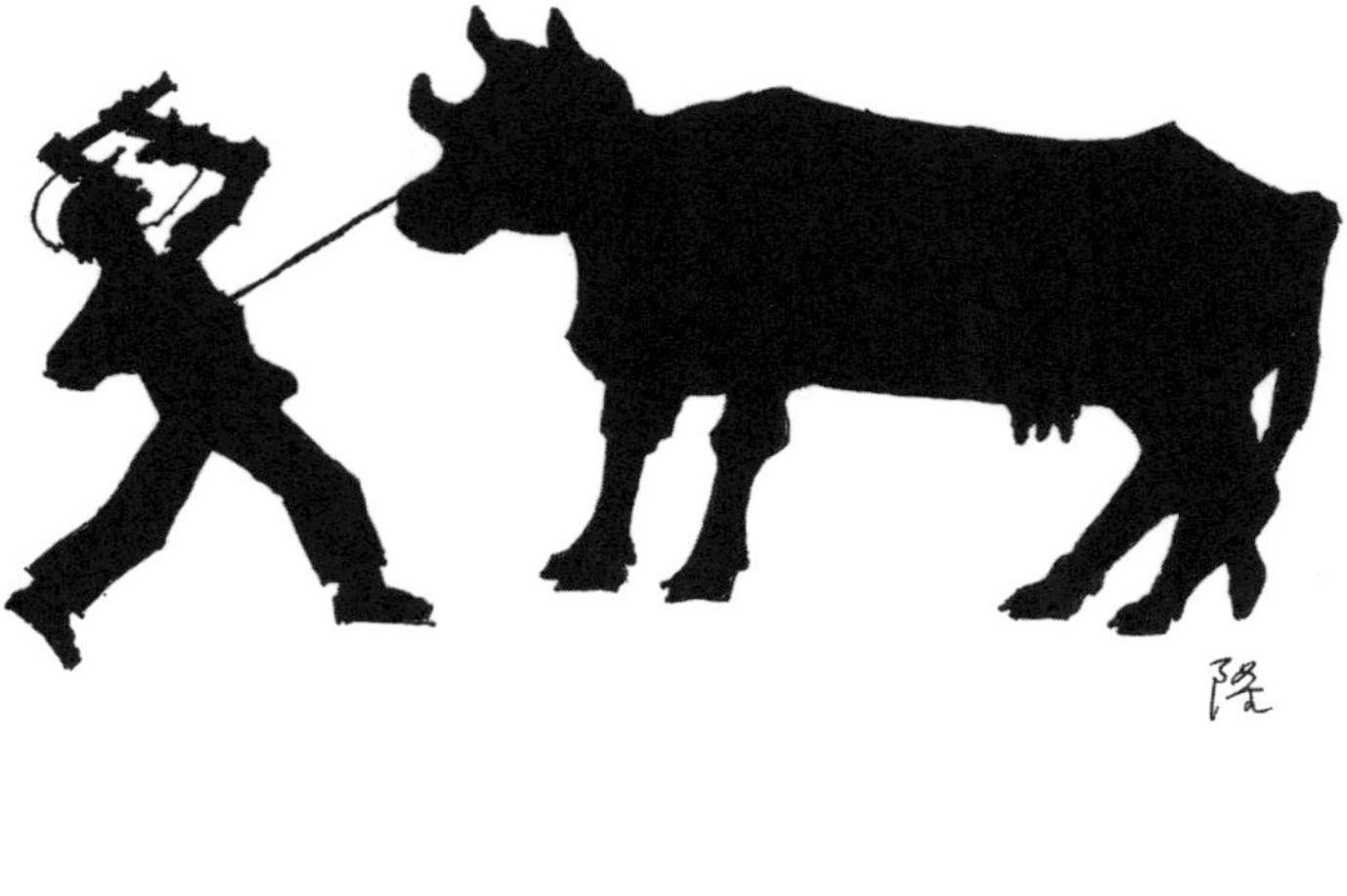
隆

22――カラオケ騒動

一時期のブームは去ったものの、今でもその人気は衰えを知らない。一億総歌手時代である。カラオケもしらふではなかなか盛り上がらないが、アルコールが入ると人が変ったようになるのもいる。興が乗ってくると声も一段と高くなる。

一方、那覇のような住宅が密集している所では、ちょっとした音にも敏感になる。それでも沖縄の住宅は、本土のそれに比べ、まだいい方ではないだろうか。住宅事情にもよるが、結構騒音に関する苦情は多い。世相を反映して、カラオケによる騒音苦情も度々ある。隣近所のこと故、ことを荒立てたくないのが人情である。ウチナーンチュ（沖縄人）はえてしてこういうタイプが多い。この人は我慢の限界だったのであろう。朝、電話でクレームをつけてきた。それを受けて、早速調査に入った。

カラオケハウスの主は、以前にも近所から、カラオケの騒音についてクレームがあったので、一時期、それを撤去したが、客の要望で再び設置したといっていた。

このようなトラブルに対処するため、「騒音規制法」という法律がある。

その二八条にはこう書かれている。

飲食店などの営業所において、深夜にカラオケなどの騒音で住民に迷惑をおよぼす場合、市町村や県は住民の生活環境を守る立場から、その地域の自然的、社会的条件に応じて、営業時間を制限するなどの措置を講ずることができる。

これを受けて、沖縄県公害防止条例が公布され、その五一条は規制基準の定めがない公害の措置として、次のように謳っている。

カラオケなどの騒音によって、住民の健康や生活環境に著しい影響を及ぼしていると認めるときは、その発生源になっている者に対し、知事は音量を小さくさせたり、止めさせたりするなど、必要な措置をとるように勧告することができる。

環境衛生監視員は知事から、この権限を任せられており、カラオケハウスのオーナーに対し、この場所は第二種住居専用地域であり、午後九時から翌日の午前六時までの間は「四〇ホン以下」の音の法的規制があることを説明し、午後一一時以後の音量には十分気をつけるよう指導したことはいうまでもない。

カラオケはしらふの時はなかなか歌えないが、酔うほどに声は大きくなる。

注意したいものである。

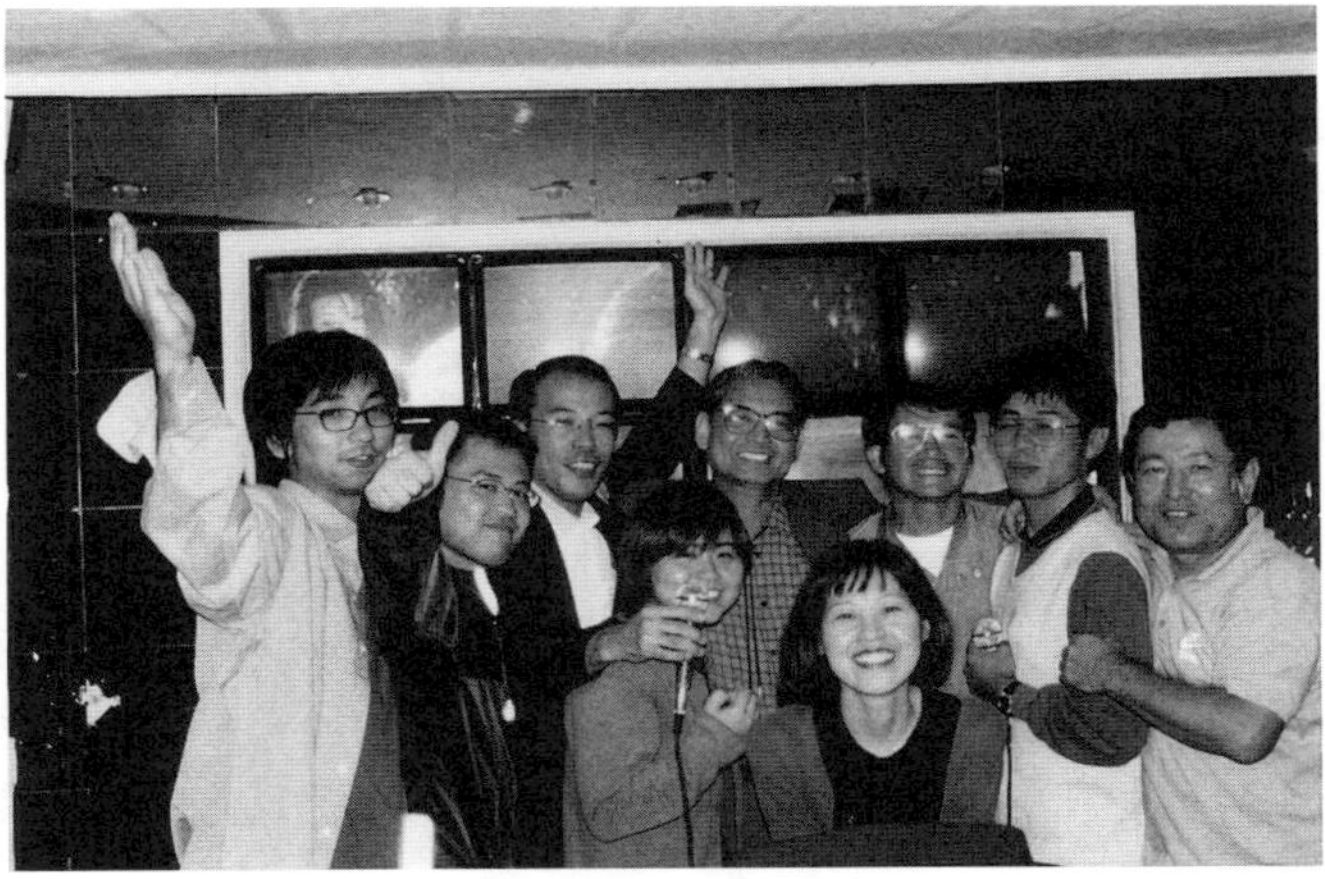

（本文とは関係ありません）

23 臨時営業

週末ともなれば、どこかで、「○○まつり」が開催されている。沖縄の人たちは祭り好きである。祭りに付き物なのが、焼きそば、焼きイカ、焼き鳥、お好み焼き、生ビール等々である。祭り会場でテントを張り、これらの食べ物を売っているのが臨時営業である。どのテントも大体同じものだが、匂いにつられついつい買ってしまう。

とくに子供はいいお得意さんになる。

ところで、不特定多数の人に対し、金をとって食品を提供する場合、飲食店、喫茶店、そうざい製造業等々、それぞれの業種毎に施設基準があり、それに合致した施設のみ保健所長が許可を与えることになっている。

食品衛生法の主旨からすると、風が吹けばホコリが舞うグランドで、囲いもなく、原材料保管のための冷蔵庫や、水や排水も十分でない場所で、食品を提供する臨時営業は、食品衛生上、好ましいものではない。

したがって、自ずからその販売品目は制限されてしかるべきであり、現場では煮たり、焼いたりする調理行為は極力差し控えるように指導している。

例えば沖縄そばの場合、汁や具の準備は食堂などの営業許可を得ている施設で調理し、祭り会場では汁を温めるだけにし、食器も水を使わない使い捨てのものを使用するように指導している。また、カレーであれば、できあがったものを会場で温め直す程度と指導しており、販売できる品目も二、三平方メートルの広さのテントで二品目を限度としている。それ以上品目を増やしたい場合は、さらにテントを増やさなければならず申請手数料も余計にかさんでくる。

中央保健所管内には、奥武山運動公園という、イベントを開催するのに打って付けの会場があり、年中、祭りが開催されている感がする。

那覇まつり、オリオンビールフェスタ、産業まつり、ＲＢＣ納涼まつり等々の大型祭りが目白押しである。

これらの祭りは、土日に開催されるので衛生監視員は大変だ。営業許可証を掲示しているか、販売品目は守られているか、衛生的に営業しているか、などの監視のため、衛生監視員は土日の出勤を余儀なくされる。

みんなが楽しくビールを飲んだり、焼きそばを食べているうしろで、衛生監視員の苦労があることをお忘れなく。

（この臨時営業の規則は、平成一二年四月から新しく「簡易施設」として大幅に改正された）

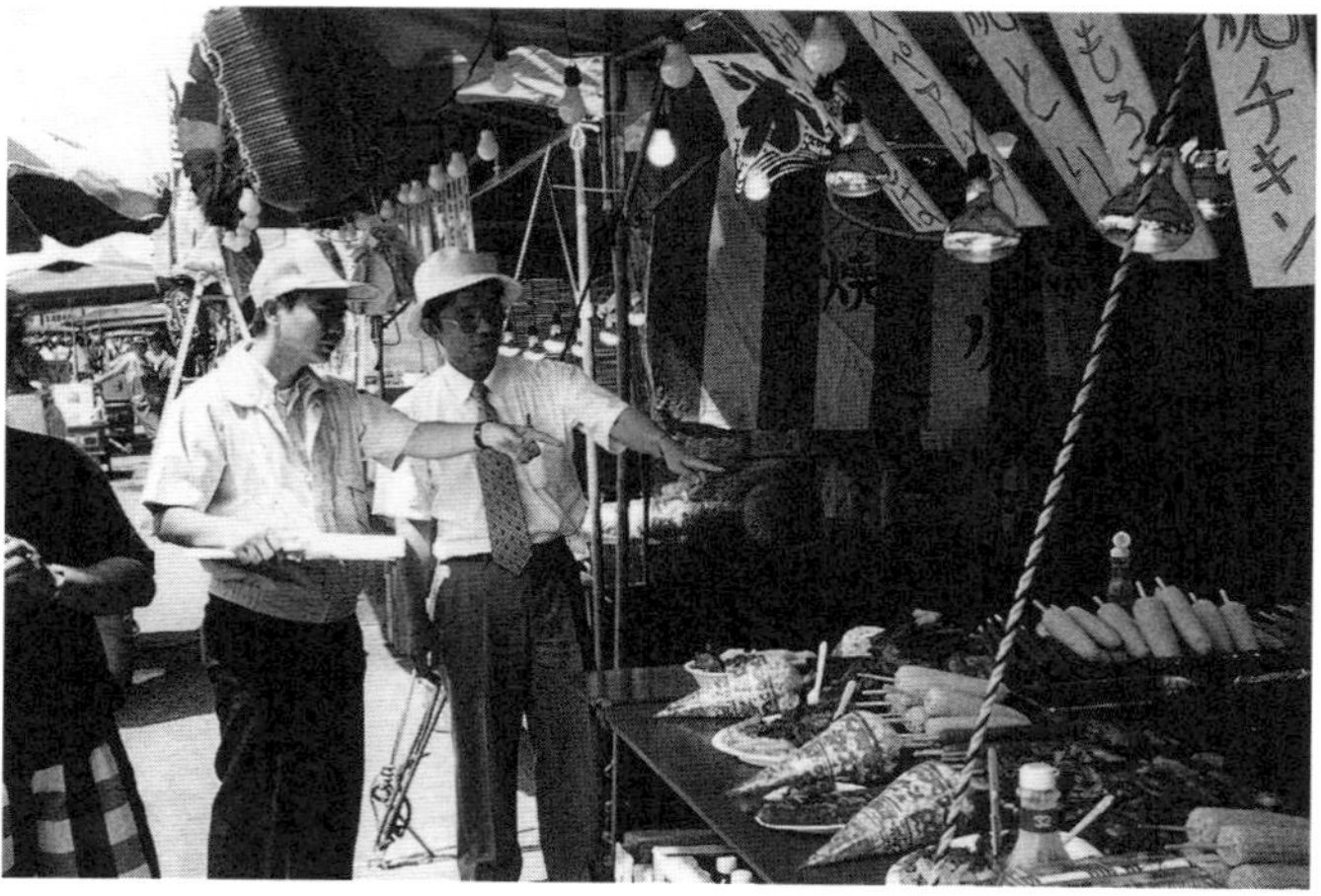

臨時営業の衛生監視風景

24 行商

かつて私たちが子供のころ、頭上にタライをのせ各戸を廻り、魚などを売り歩いていた行商のおばさんたちをよく見かけた。

彼女らは、港でとりたての魚を漁師から仕入れ、それを売り歩くのである。

糸満のアンマー（おばさん）たちにいたっては、漁師である自分の旦那から魚を買い取り、それで商いをしていたという、有名な話がある。夫婦であっても独立採算制をとっていたらしい。

買い取った魚を那覇の街で売りさばいたり、民家の軒先で売ったりしたのである。

ところが、魚はいたみが早いこと、水を十分使用できないこと、野外で魚を取り扱うので、ハエが集まることなど、衛生上好ましくないので、保健所として強力にこれを廃止するよう指導を続けてきた。それにもかかわらず、今でもそれを時々見かけることがある。

中にはずうずうしくも営業許可証を持っている魚屋さんの店の前で、タライを降ろして商売を始める御仁もいる。

そうなると、当然、店の方から保健所に苦情の電話がかかってくる。

衛生監視員が急いで現場に駆けつけると、おばさんはタライを放りっぱなしで逃げていく。全くのイタチごっこである。

これも文化といわれれば文化であり、職業自由の原則からも自由をうばうものであるが、住民の健康を守る立場から見過ごすわけにはいかないのだ。

ところで、昭和五九年九月六日の沖縄タイムス紙に「十一人を食品衛生法違反で検挙」の見出しでつぎのような記事が掲載されている。

「県中央保健所は、那覇市内の路上で魚介類を売っている人たちに食品衛生法上悪いうえ、無許可で営業しているため止めるよう再三指導していたが、らちがあかず五日那覇署に取り締まりを依頼、同署は十一人を食品衛生法違反の疑いで検挙した。検挙されたのはいずれも四〇歳前後の女性。同保健所は那覇市樋川の経済連市場内で、商店の前にたらいなどに魚を入れて売っている人たちに、無許可営業なので止めるよう指導してきた。立ち売りと呼ばれるこの商売は、魚が腐ったりするなど衛生面からも悪く、保健所の係員が指導に行くと逃げるなど、いくら指導しても守らないイタチごっこが続き、最後の手段として警察に取り締まりを依頼した（以下省略）」

衛生監視員の苦労がしのばれる一文である。しかし、これも良く考えてみると、需要と供給のバランスの問題になってくる。つまり、買う人がいなくなれば商売は成り立たず、自然に消滅していくはずである。消費者の理解をいただきたい。

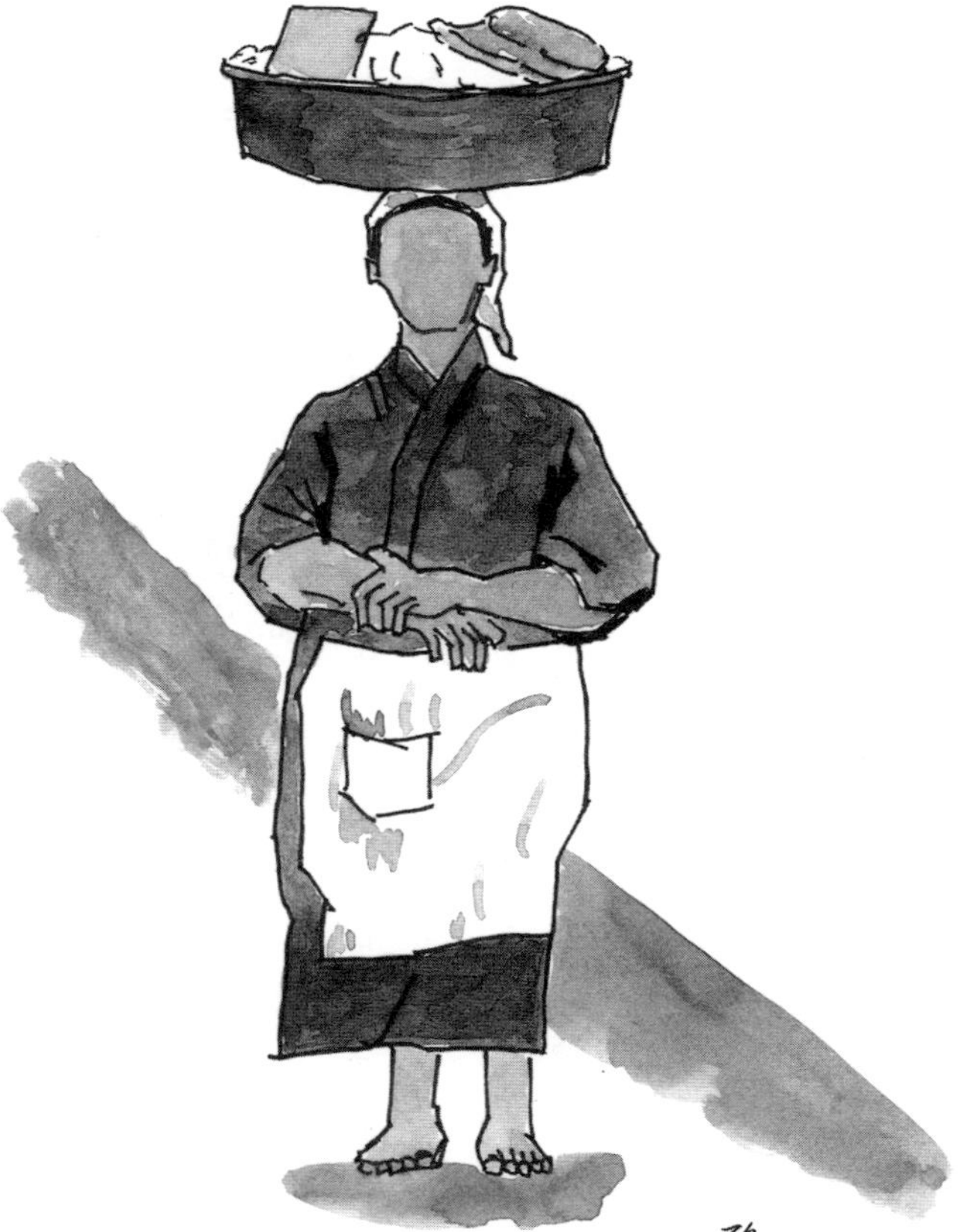
隆

25——行商（その二）

南部保健所に在籍中、こんなことがあった。

戦後この方ずっと糸満市場のなかで、店を持たず露天で魚を売っている行商のおばさんたちが数名いた。これには歴代の衛生課長も手を焼いていた。

食品衛生係長として赴任したその日に、私は課長から、これを解決するよう難しい課題を与えられたのである。その年は現状把握と、これまで通りの監視を続ける術しか持ち合わせていなかったが、幸いに翌年、糸満出身の衛生監視員が転勤してきた。

私は何のためらいもなく課長と相談の上、彼を糸満地域の担当にし、特命で魚の露天売りをなくすようにお願いしたのである。それに対し、彼は二つの条件をつけてきた。

それは一年間の猶予と方法については自分に任せてほしいというものだった。

勿論、これに対して、課長も私も異論はなかった。

ほどなくして、彼は糸満市商工組合の協力を得て、糸満市場の入り口にあった空店舗に着目し、家賃の交渉やおばさんたちとの折衝に奮闘することになった。

そのかいあって、数名のおばさんたちの総意をまとめることに成功し、店舗の改造と並行し、冷蔵庫や流しなどの設備も完備し、開店までこぎつけることができた。

商工組合のアドバイスもあり、揃いのハッピを用意することになった。

真新しい、「アンマー魚市場」の看板をかかげ、華やかにオープンしたのである。

当日は、マスコミの取材もあり、期待に胸はずませての船出であった。

その後の経営も順調に展開し、評判が評判をうんでますます繁盛しているようだ。

この喜びを南部保健所長へ報告のため、おばさんたちはわざわざ美味しいサシミを持参し、所長に会いにきた。

当然サシミはみんなで御馳走になったが、いつもより美味しい気がした。こんなときには、監視員冥利につきる。

これまでおばさんたちも、保健所に対し肩身の狭い思いをしてきたが、これからは堂々と対応することができること、子や孫に対しても道端で売っていた時とは違い、大きな顔ができ、こづかいも多くあげられると喜んでいた。

地域において、長期にわたって受け継がれてきた風俗・習慣は、これを改善しようにもなかなか改まるものではない。このケースは、たまたま「天の時、地の利、人の和」が一致して、できたものと思っている。

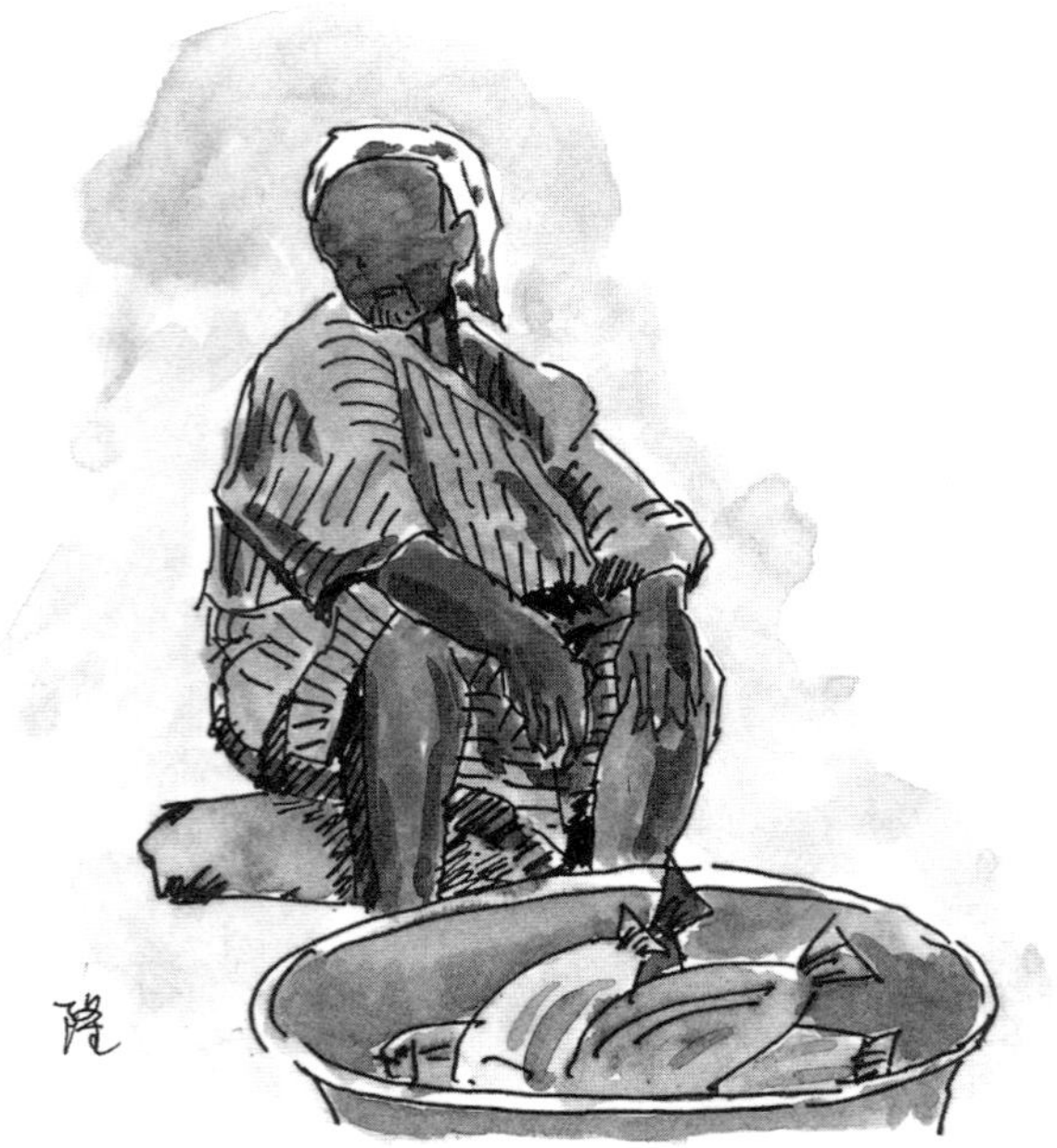
隆

26 ポーク缶詰

戦後、米軍が沖縄の食文化に大きな影響を与えたものの一つにポーク缶詰がある。

沖縄における、それの消費量は、なんと全国の消費量の九五パーセントに上っている。ポーク缶詰は県内でも製造されているが、外国産のそれも大量に輸入されている。

かつて、デンマークを旅行した折り、私が沖縄出身とわかり、この国と沖縄がポーク缶詰をきずなに深い関係で結ばれていることを、案内のガイドが説明してくれた。小さい島ながら、ことポーク缶詰に関してはこれほどまでに国際的である。

そんなことでポーク缶詰に関する苦情も結構多い。

ある日、中年の女性が、一〇缶ほどのポーク缶詰をスーパーのビニール袋に入れて持ってきた。二週間ほど前に、近くのスーパーで買ったもので、購入後ビニール袋に入れたまま、押し入れに保管してあったものを食べようと出したところ、腐敗臭と何やら汁が出ているので調べてほしいと持ち込まれた。

嗅いでみると確かに臭い。衛生監視員もたまらず、「ここには置くなとか」、「早く試験室へもっていけ」、などと文句が多い。

担当者が調べた結果、缶には何の異常も見当たらなかった。袋の中に臭いの原因になるものが、購入時か、自宅での保管時に紛れ込んだものと考えられた。

依頼主にはその旨をはなし、現物を取りにくるように連絡した。

県内のさる食肉加工メーカーのポーク缶詰から一本の髪の毛が発見され、大きな代償を払わされた、ということを聞いたことがある。

食肉製品の加工所には必ず、「食品衛生管理者」と呼ばれる衛生専門の担当者をおくことが、食品衛生法で義務付けられており、その管理の下に厳しい製品管理が行われている。工場に入る前には白衣に着替え、白のゴム長靴、帽子、ゴム手袋、マスクを必ず着用することになっている。さらに、手と腕を石鹸とブラシで洗ったあと、アルコールで消毒してから仕事を始めるよう心掛けている。

原材料の豚肉は注射針の混入がないかセンサーで確認し、豚毛の付着の有無も厳しくチェックされる。作業場や機械も作業の前後に洗浄、消毒をおこない万全の態勢の下に作業は進められていくのである。

一本の毛髪が混入したポークの缶詰は、たまたま本土で発見されたが、社長と担当者は、お詫びのため、わざわざそこまで行ったそうである。

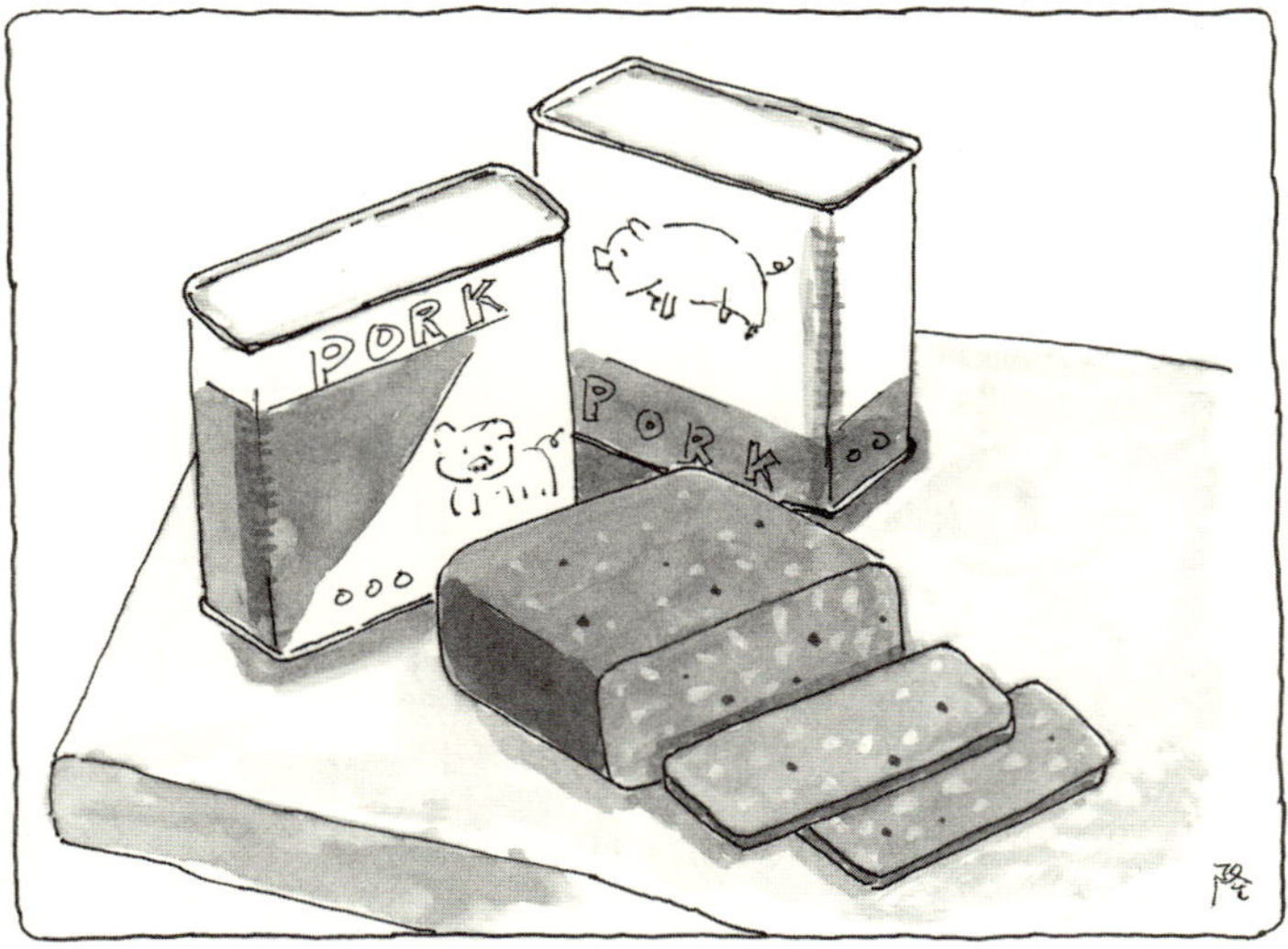
PORK
PORK

27 悪臭

三〇万都市の那覇市でも平成一〇年までは豚が飼われていた。

その地域は第一種住居専用地域に指定されている場所である。

臭いは風向きに左右されるので、昨日は北側、今日は南側とその日の風向きによって苦情の場所が変わってくる。

住民から苦情がある度、那覇市の環境公害課に電話をするが、環境公害課とて、臭いの発生源になっている養豚場が介在しているので、右から左へおいそれと、ことは運ばない。こういう苦情が保健所や市役所泣かせである。じっくり時間をかけ、改善させていく以外手だてはない。

根本的な対策としては、廃業を待つことと補助金などを交付し、人里離れた場所に移設する方法しかない。が、これも時間がかかる。

対症療法としては、豚の糞の処理や保管の際、臭いが発生しないように覆いをすること、ハエの発生を防ぐために生石灰を撒くこと、さらには汚水の処理をこまめに行うなどである。

これらのことを養豚業者や組合と根気よく続けていくのであるが、住民と養豚業者の板挟みになって悶々とした日々をおくるのである。それだけならまだいいが、これらの苦情は市議会や県議会に住民から陳情として上がってくるから大変だ。まさに「監視員はつらいよ」である。

しかし、これも考えてみると変である。豚小屋の場所はもともと地域のはずれにあって、誰にも迷惑をかけていなかった。そこへ勝手に住宅が集まってきただけのことである。ところが気がついたら、いつの間にか周囲は住宅地になっていたのである。こういう例は養豚場だけとは限らない。他にもある。と畜場や火葬場などがよい例だ。

那覇市内の養豚場も年々、その数が減ってきて、私が中央保健所へ転勤してからは、一件だけ残っていた養豚場も平成一〇年六月には閉鎖することになり、それ以後は那覇市内から豚は一頭もいなくなった。中央保健所管内の浦添市にはまだ、二〜三の養豚経営者が残っているが、これも時間の問題と思われる。この方たちがこの仕事を続けていくのであれば、もはや市内では無理であり、遠くの知念村や具志頭村あたりに可能性を求める以外に手だてはない。しかし、これとていつまで続けられるか保証はない。

一抹の寂しさを感じるのは、豚の三枚肉好きの私だけであろうか。

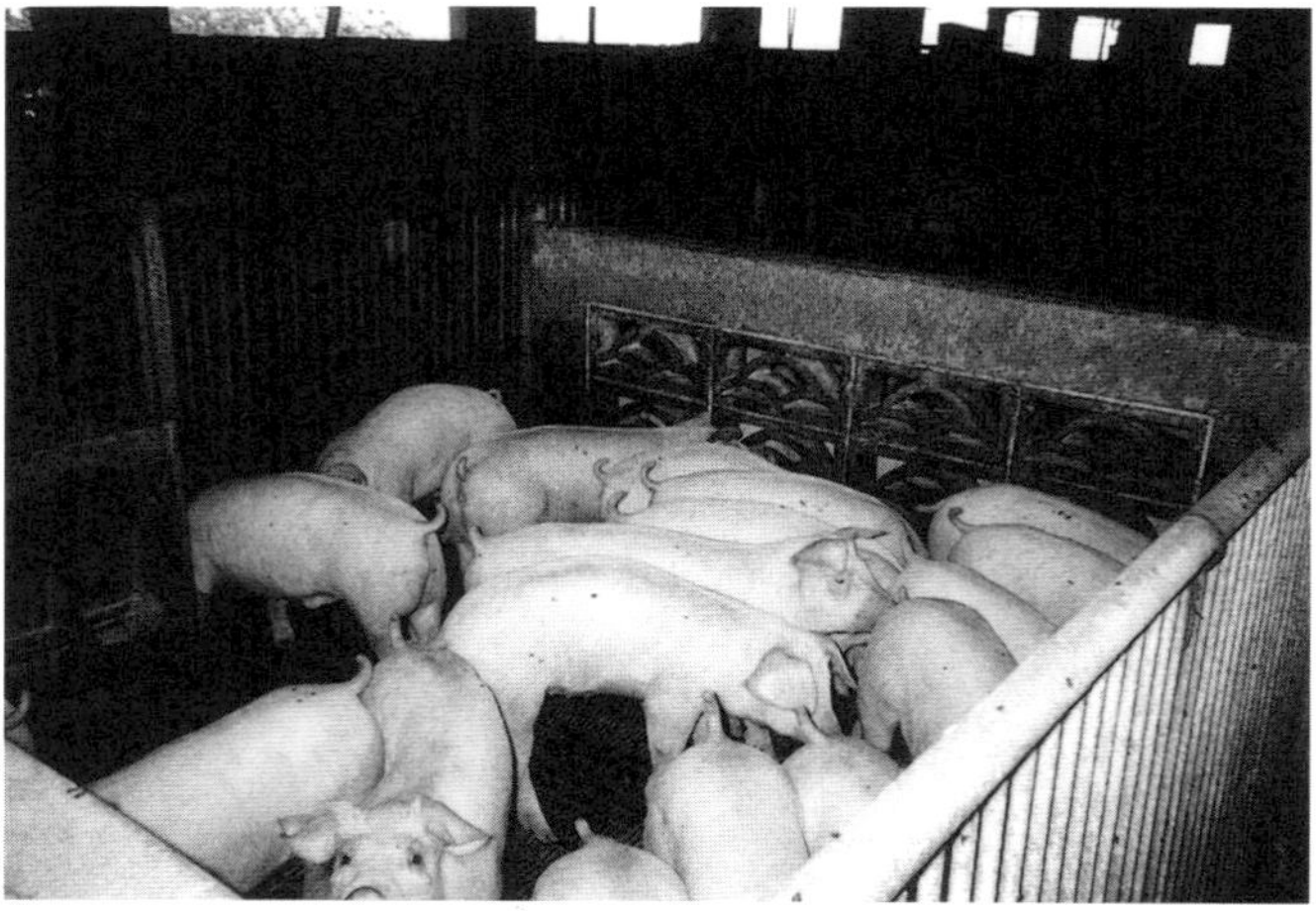

本土復帰前以前は、牛乳は温めて飲むのが当たり前であった。

また、豚肉などの食肉も温屠《と》体（冷蔵庫で冷やさない状態の肉）で流通していた。

ところが昭和四七年五月一五日を期して、日本国の一県になったその日から、日本の食品衛生法の適用を受けることになったのである。

そのため、牛乳は一〇℃以下で保存することになったが、温かい牛乳を飲みなれた県民にとって、最初のうち、かなり抵抗があった。

また、沖縄県民が最も好む豚肉も、屠殺後、一昼夜冷蔵庫に寝かせてから流通することになったが、イマムン（いわゆる屠殺直後の新鮮なもの）に慣らされた県民の嗜好は、なかなか改まらない。

今、沖縄は若者にとって、ダイビングのメッカとして人気があるほか、冬のゴルフや修学旅行など、年間、四〇〇万人余の観光客が押し寄せている。

これらの観光客の人気スポットになっている場所の一つに、那覇市民の胃袋を預かる那覇公設市場がある。

魚屋では、本土では見られない、イラブチャーやアカナーなどの色とりどりの魚が所狭しと並べられ、肉屋の店先には、まるで豚のお面のようなチラガー（頭部の皮）や豚のハイヒール（豚足）が並べられ、一種独特の雰囲気をかもし出している。アンマー（おばさん）たちの威勢のいい掛け声もなかなかいい。そんなところが観光客に受ける所以であろう。ここで購入した肉や魚は、二階の食堂で、一品五〇〇円程で調理してくれる。

旧盆や正月ともなれば、大量の豚肉が陳列ケースの前や上に文字通り山積みされる。これは食品衛生上、好ましいことではない。先述したように、肉は冷蔵して販売しなければならないが、「イマムン」の風習は今も健在のようだ。

肉はいたみやすいものである。やはり一〇℃以下のショーケースの中に保存すべきものであるが、公設市場の中は結構クーラーも効いており、客が多いので販売の回転も早い、そう神経質になる必要はないのかもしれない。

杓子定規に法律を遵守させるか、沖縄独特の文化、観光資源として半分目を閉じるか、私は悩んでいる。

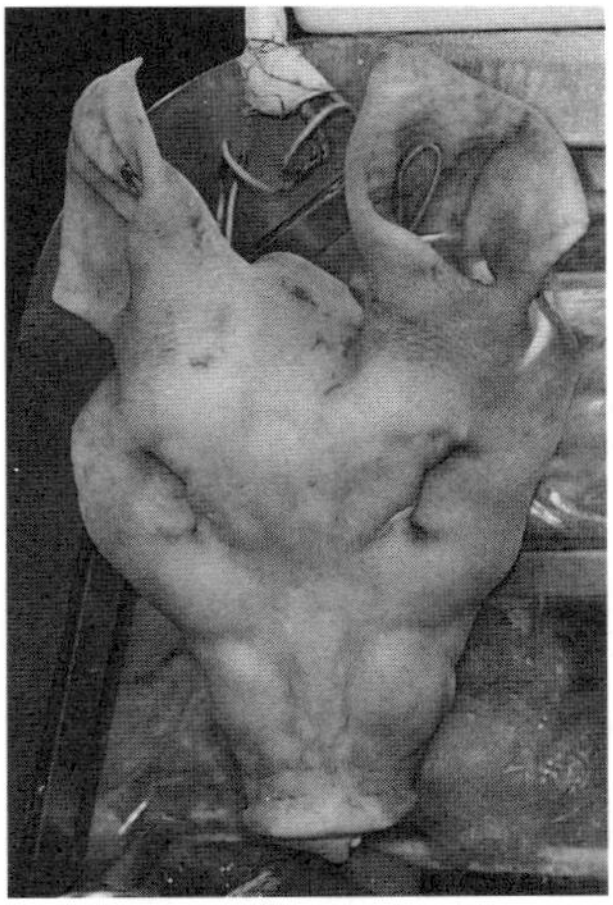

豚のチラガー（面皮）

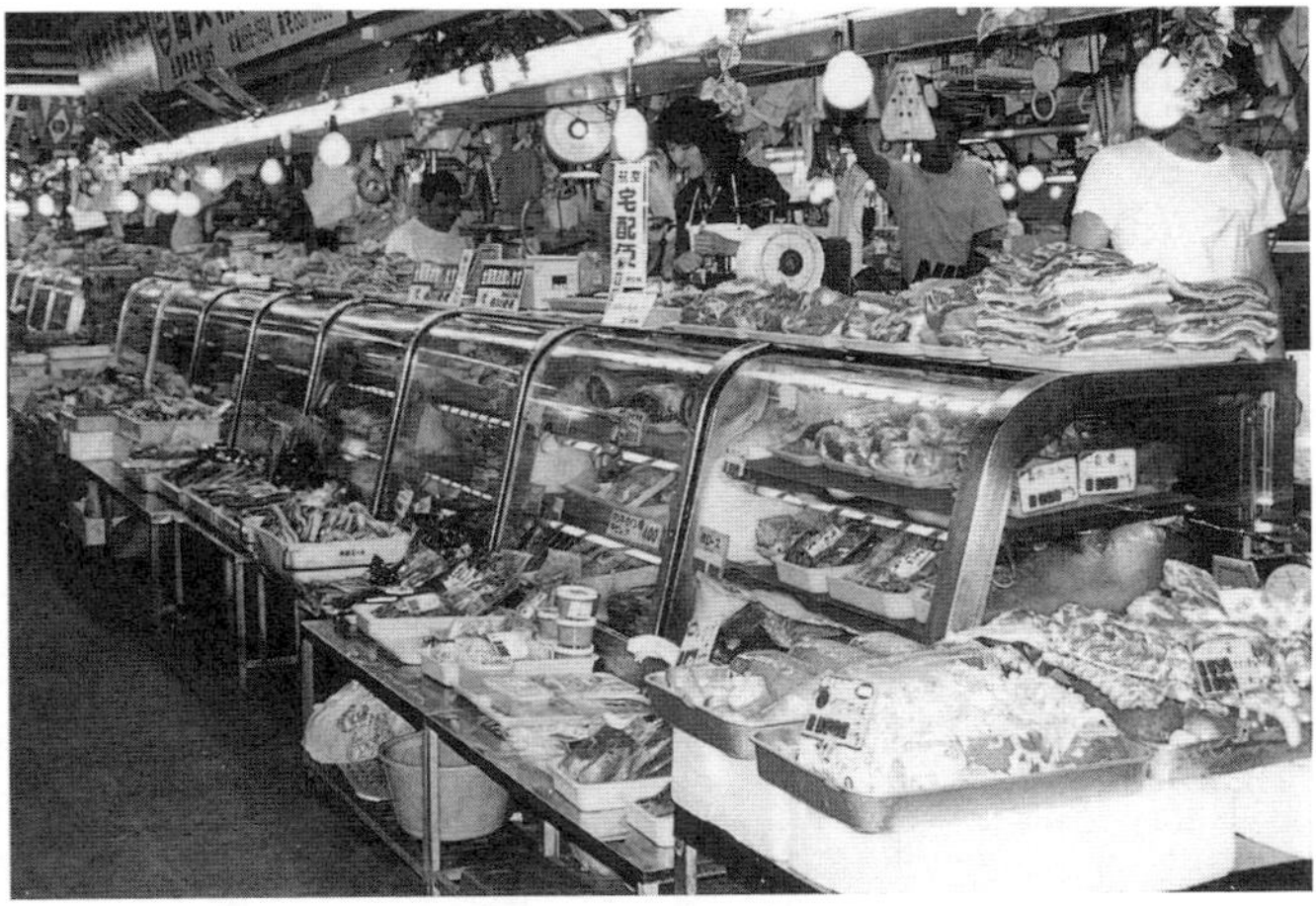

にぎやかな食肉売り場の風景（那覇市公設市場）

29　消費期限

スーパーで豆腐を購入し、食べようとしたら臭いがした、ということで保健所に苦情があった。豆腐はいたみが早いので、しばしば同様な苦情がある。

他にも弁当、そうざい、食肉、生めん類、調理パン、生菓子などの類は傷みが早い。

このように、品質が劣化しやすい食品は、製造後おおむね五日以内に消費するようにとのことで、包装紙に「消費期限」が記載されている。

一方、清涼飲料水、インスタントラーメン、冷凍食品、ハム・ソーセージなどは豆腐などの食品に比べ、品質が比較的劣化しにくいので、「品質保持期限」または「賞味期限」として表示されている。

これまで、食品の日付表示は、製造年月日か加工年月日を表示することになっていたが、平成七年四月一日に食品衛生法が改正され、前記のような表示にとって変わられた。

これは、食品の製造や加工技術の進歩により、食品の安全性の確保の点からは、いつ作られたかということより、いつまでもつかという情報がいいと判断されたからである。

この苦情は近くのスーパーで購入した、さるメーカーの乳酸菌飲料を子供が飲んだところ、腹痛、下痢、嘔吐などの症状があった、ということで母親が残り物を持って来所したものである。現物をみると、製造年月日から三カ月以上経過している。店頭での品質管理に問題があるので指導してほしい、というものだった。

早速、担当者が現場へおもむき指導にあたった。

対策として、販売委託業者による消費期限表示の確認や品質管理のチェックを強化するよう指導するとともに、店舗担当者に対しては、商品の取り扱いについて、細かく注意を与え、今後このような事故を起こさないよう指導した。

肉や魚などの生鮮食料品は一日一日が勝負である。消費期限まぎわのものには、〇割引きとか、定価から〇円引きなどの表示が貼られる。売り手のスーパーと買い手の主婦の勝負は大体売り手の勝ちとなる。主婦はその表示につられて多めに買い過ぎ冷蔵庫を満杯にする破目になる。冷蔵庫の詰め過ぎは庫内を十分冷やすことが困難になる。せいぜい七割程度にするよう心掛けたいものである。

「儲け物をしたと思っている、そこの奥さん、そもそもそれは消費期限切れ手前の商品です。買い過ぎて、結局半分以上はすてることになりますよ！」

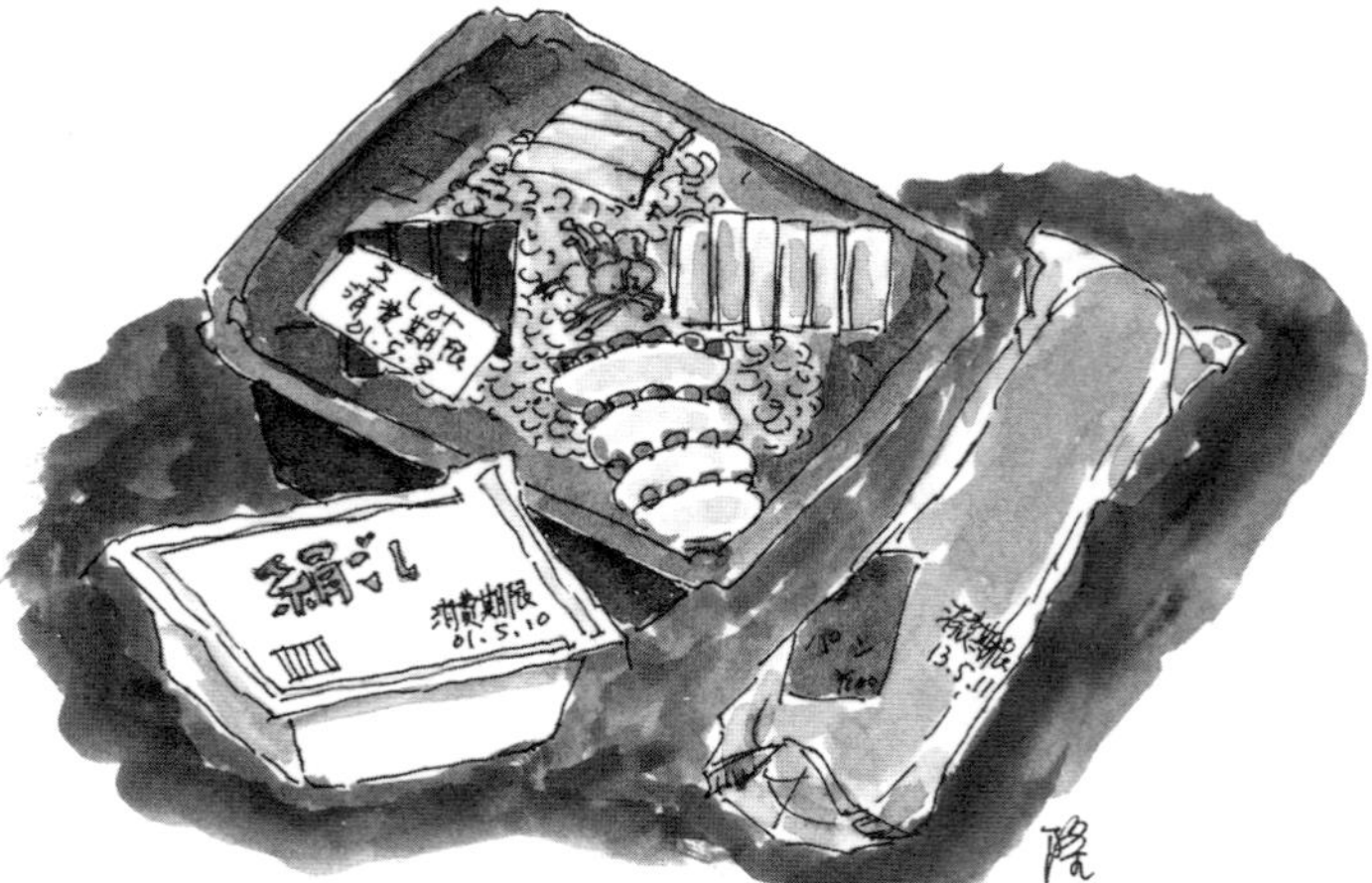
さしみ
消費期限
01.5.8
絹ごし
消費期限
01.5.10
パン
13.5.11

30 住宅事情

那覇市のように狭い面積に、三〇万人もの人々がひしめく所では、住宅事情を反映し、近所同士のトラブルも多い。

これは隣の居酒屋に対する住民からの苦情である。

調理場内の煙、臭い、蒸気などを強制排泄するために換気扇が活躍する。家庭の台所にもついているが、営業用は大型になる。

煙や臭いや蒸気は、換気扇からダクトに導かれ、外に吐き出されるシステムになっているが、この吐き出し口の向きがトラブルの元になることが多い。

油を多く使う調理場からの吐き出し口は、まるでコールタールをかけたように真っ黒くコビリつき、見た目にも気持ちのいいものではない。

その上、居酒屋だから生ゴミが大量に出る。野菜のクズ、魚のアラ、残飯などが毎日山のように出るので、どこの営業者もその処理には頭を痛めている。

その日のゴミはその日のうちに片づければ問題も少ないが、生ゴミは通常、週二回しか回収されない。

放ったらかしにされた生ゴミは野良犬や野良猫のカッコウのエサになる。魚のアラが入った居酒屋のゴミは彼らにとって一段と人気が高い。ゴミの集積所はもう修羅場である。隣近所の苦情もピークに達する。

また、居酒屋は酔っぱらいが多い。ヒトは酔うと大声を張り上げたくなるものらしい。カラオケのボリュームをいっぱいに上げ我が天下だ。かれらは大量のビールと大量の水割りを飲んでおり、膀胱は、はち切れんばかりになっている。帰りがてらにその辺の塀に向かって立ち小便をやらかすので、近所にとっては甚だ迷惑だ。我慢にも限界がある。

それからが衛生監視員の出番になる。現場に直行だ。苦情のあった旨を営業主に説明し、改善を求めた。

すぐに吐き出し口の汚れを落とすように指導するとともに、長期的には吐き出し口の位置の変更や長さ等について改善をもとめた。

ゴミ処理については、フタ付きのポリバケツに入れるように指示し、カラオケ騒音については、防音装置の設置と利用時間の制限を指導した。

それにしても沖縄の居酒屋の駐車場は、どうしてこんなに大きいのか、どうしてこういつも車が満杯なのか不思議な現象である。

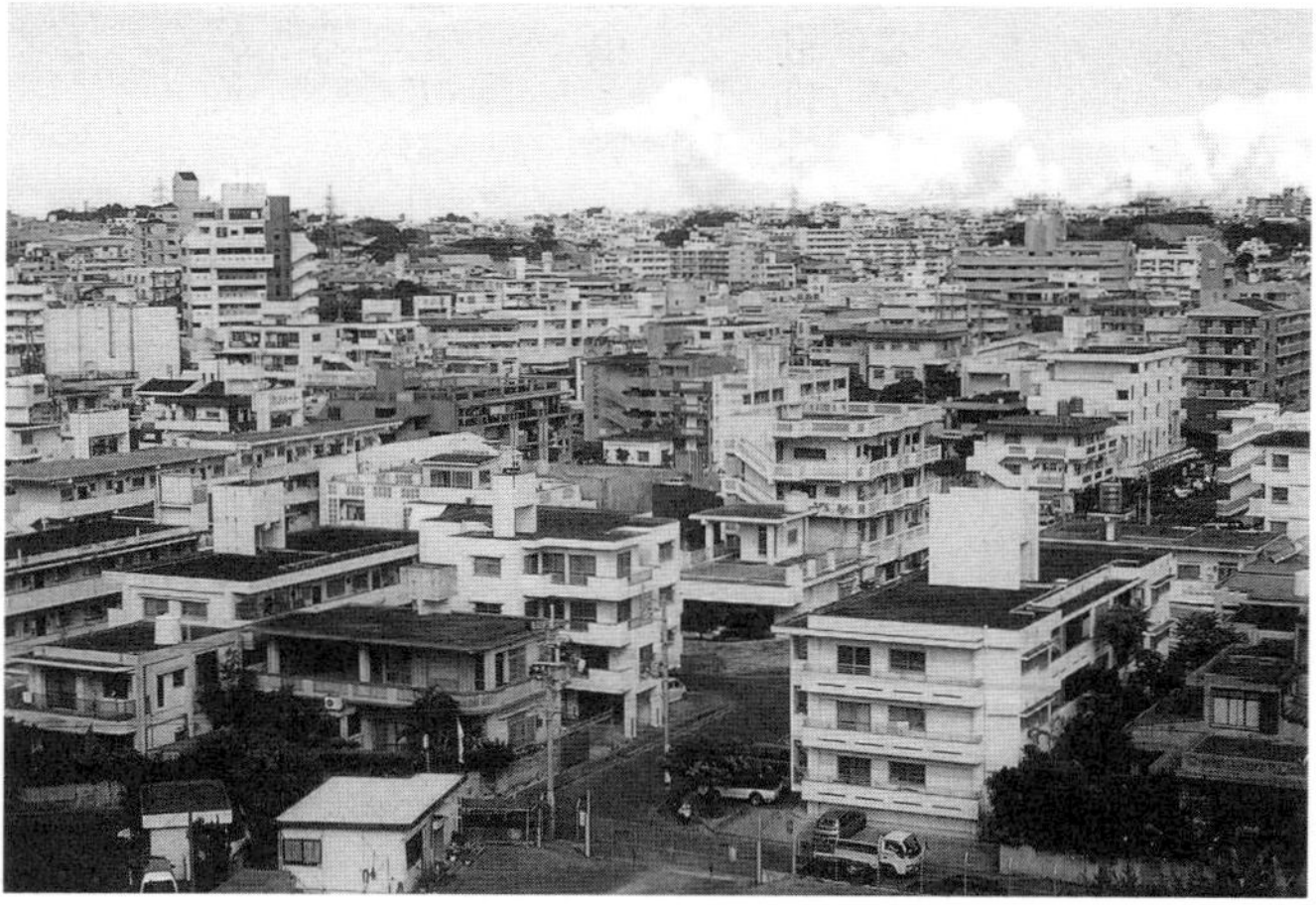

31——魚の寄生虫

自分で釣ったカツオの腹の中に寄生虫らしきものが入っているので、人体に害があるかどうか調べてほしいといって持ち込まれたものである。

幼虫は、五㎜くらいの大きさで楕円形に近い形をしており、乳白色をしているので赤身のカツオでは発見は容易である。

衛生環境研究所で鑑定の結果、ニベリニア属の幼虫ということが判明した。この幼虫は頭に角のような吻が四つあることから、四吻目条虫と呼ばれているが、この幼虫はスケトウダラ、マダラ、カツオ、スルメイカなどの腹腔や筋肉などによくみられ、しばしば苦情の原因となるようだ。人体への寄生は否定されているが、こんなのがうろちょろしているカツオは食べる気はしないだろう。

続いてアニサキスの話、那覇市内のスーパーで購入した明太子を食べている最中に寄生虫らしきものを発見し、びっくりして届け出たものである。

これも衛生環境研究所へ送付し、調べてもらったが、アニサキスと判明した。

アニサキスは、本来鯨の寄生虫であるが、サバ、タラ、ニシン、イワシ、スルメイカなどにもよくみられ、これらの魚を生で食べたとき、まれに人の胃や腸壁に侵入して激しい腹痛、吐き気、嘔吐、胃けいれんなどの症状を呈することがあり、胃潰瘍などと誤診されることがあるようだ。

アニサキスは、体長が二〜三㎝くらいの半透明色で魚の内臓表面に多くは渦を巻いて寄生している。これも人には寄生しないが、やはり気色悪い。

昭和六二年の秋、名古屋で公演中だった俳優の森繁久弥さんが、入院して手術を受ける事件がおこったが、原因はシメサバにひそんでいたアニサキスだった。

最近のグルメブームは衰えを知らず、魚のみならず鶏のササミ、牛サシ、馬サシなどはもちろんのこと、その内臓まで生で食べる傾向にあり、寄生虫や食中毒による苦情や問い合わせが多くなっている。

寄生虫から身を守るためには、サバやタラ、川魚のように寄生虫の多い魚や獣肉の生食は避けること、寄生虫は概して熱に弱いので、中心部までよく加熱すること、塩や酢でしめる程度では、寄生虫はピンピンしているので油断は禁物である。

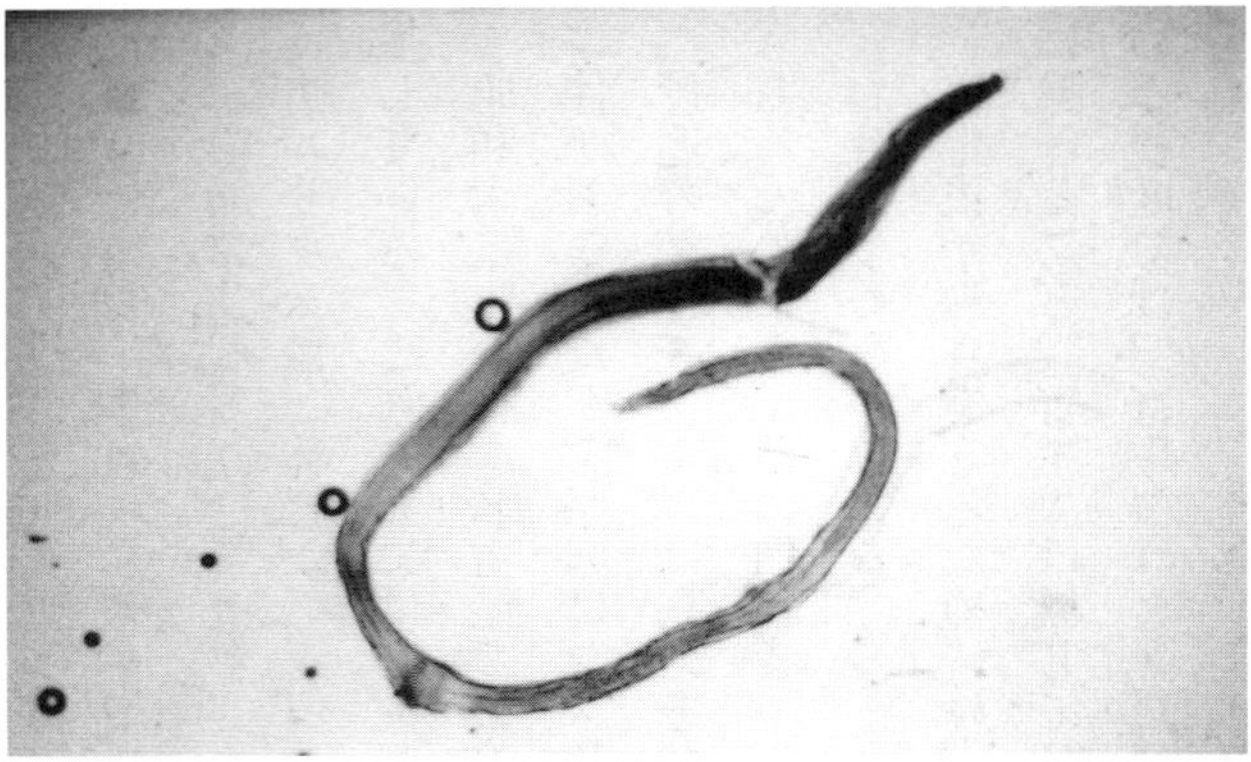

アニキサスの成虫（体長２～３㎝）

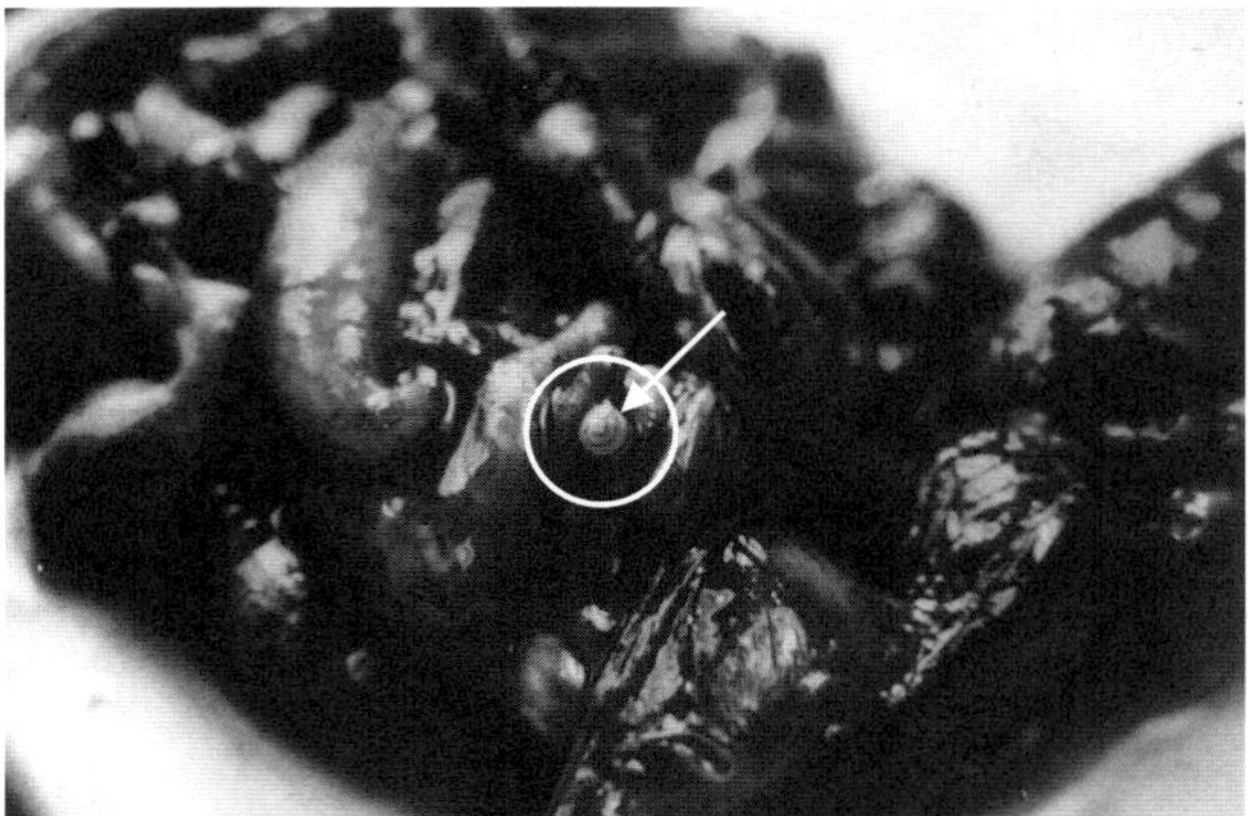

サバの腸管に寄生したアニサキス（中央の円盤状）
（沖縄県衛生環境研究所　安里龍二氏提供）

32——吸いがら入りブドウパック

ブドウのパックの中に煙草の吸いがらが混入しているとのことで持ち込まれた珍しいケースである。担当者は早速、現物を持って調査にでかけた。

出荷元は大阪で、空輸されて沖縄県中央卸売市場へ集荷されたものである。そこでセリにかけられ、仲買人を経てスーパーの店頭に並べられたのである。調査でわかったことは、そのスーパーの調理場内は禁煙になっており、しかも取り扱い者の中には喫煙者はいないとのことであった。その先の仲買人、出荷先、流通過程での混入の可能性も否定できないので一通り調査をしたが、どこで吸いがらが混入されたのかは断定できなかった。しかし、このような事故は二度とあってはならないことなので、仲買人から詫び状を提出してもらい一件落着した。

時々、こうした食品の中に煙草の吸いがらをはじめ、異物の混入がある。

一方、これは異物の混入ではないが、パック入りのイチゴについてのクレームがあった。イチゴは傷みやすい果実であり、取り扱うスーパーでも売れ残りにはとても気を使っているようだ。商売の方法に保健所がとやかくいう必要はないが、傷んだイチゴを下にして、上部には比較的新鮮なものをパックし、値引して売るケースはよくある。保健所に苦情を持ち込んできた方は四〇歳ぐらいの主婦だった。購入して一晩冷蔵庫に保管後、翌日食べようとして開封したところ、下側のイチゴはほとんど食べられる状況ではなかった。現物を持って購入先のスーパーへいき事情を話したが、店長をはじめ、店員の態度が剣もほろろだったらしい。

「傷んでいるところは切って捨てればいいだろう」、「少し傷んでいるので安くしてあるのだ」、「金を返せばいいのか」などと言われ、百数十円の金を返してもらったらしいが、悔しさのあまり金を投げつけてやろうと思ったとのこと。あまりの悔しさに、その足で警察に行ったが体よくあしらわれ保健所へ訴えてきたのである。

彼女の言い分をゆっくり聴いてあげたが、悔しさのあまり涙まで流す始末である。本来この種のクレームは県消費生活センターの範疇であるが、感情的になっている人をたらい回しにすると後が怖い。要望を聞き、購入先のスーパーの職員に対し、客あしらいのやり方をレクチャーしたことはいうまでもない。

保健所はお客の接し方まで指導する特殊な所である。

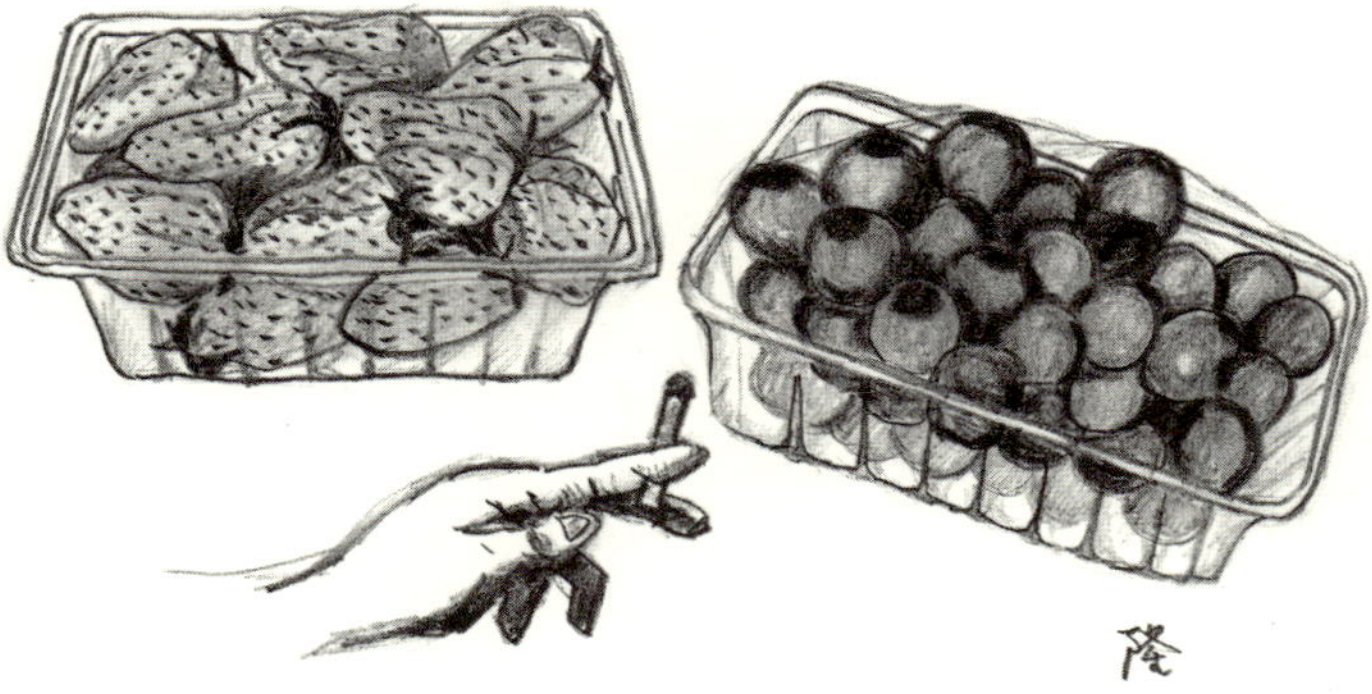
隆

33 ごみ焼却

那覇市内のように家屋の密集した所にも家内工業的な小さな工場が所々にある。そんな小さな工場で排出されるごみは、自前の焼却炉で燃やすことも多い。が、風向きによっては周辺の家に煤煙と悪臭がただよってくる。そのため保健所や市役所に苦情が集中する。

那覇市環境保全課から、建築資材置場において建築廃材を野焼きしており、付近住民から苦情があるので、保健所からも指導してほしい旨の依頼であった。

現場調査の結果、住宅を新築したときの廃材が残っていたので、それを焼却しているとのことであった。木屑の野焼きは違法であり、こんなところで廃材を燃やされると周囲の住民が迷惑を被ることは目に見えているので、処理業者に収集させるよう指導した。事業者もこのへんのことは周知のことであり、経費節減のためにやったことであり、今後は近隣の住人に迷惑のかからないようにすることを約束させて一件落着。

ところで、那覇市は独自のごみ焼却場と家庭ごみなどを焼却した燃えかすや燃やせないごみを埋め立てる最終処分場をもってない。そのため、隣接の南風原町と共同で処理している。ごみ焼却場は老朽化し、最終処分場も満杯状態になり、余命いくばくもない状況である。そのため次のごみ焼却場と最終処分場の確保のために血眼になっている。早めにケリをつけなければ那覇市は自分の出すごみに埋もれてしまうことになる。

つい最近、フィリピンの首都マニラで、処分場が使用できなくなったため、マニラ市内がごみに埋もれ、悪臭やハエの発生で市民は困っているというニュースがあった。

そんなおり、大雨により、「ごみ最終処分場から汚水、大雨であふれ出し未処理のまま大量流出」というセンセーショナルな見出しが新聞に掲載されたことがある。

南風原町の住民にとってはよそのごみを処分した上、更に今回のような事故が起こるとたまったものではない。心情はよく理解できる。

那覇市としては、ごみの分別収集を進め、減量化を図るとともにリサイクルを積極的に推進しているところであるが、いくら行政が鐘や太鼓をならしても市民一人ひとりが自覚しなければ目的を達することは難しい。

那覇市長は代わったばかりであるが、ゴミ問題は那覇市民にとって生活と密接した一番重要な問題であり、その対策は最も頭の痛い課題であろう。

新市長の手腕が試されている。

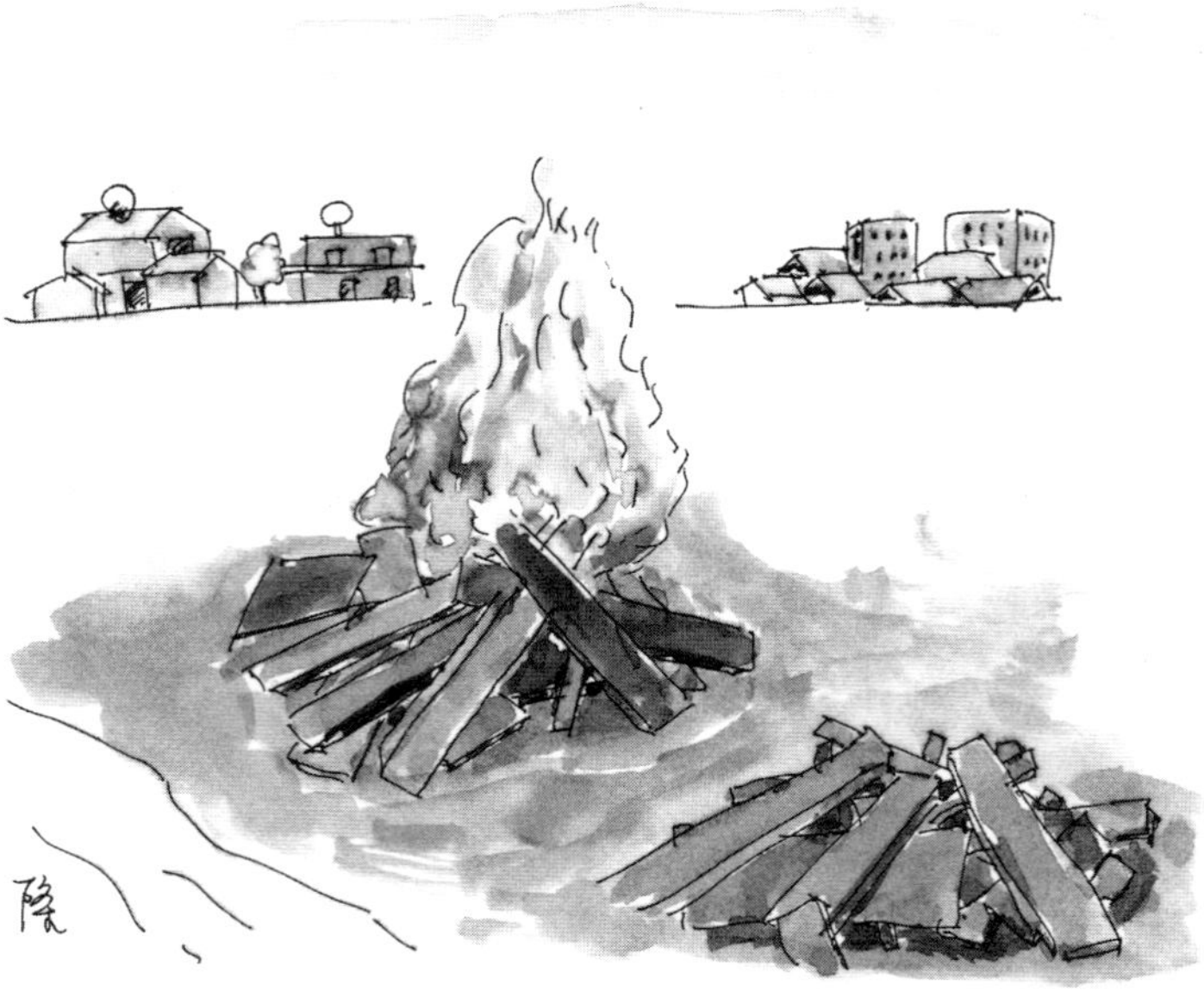

34 浄化槽

下水道や浄化槽の整備により、今では那覇市内のほとんどのトイレは水洗化している。ところが、トイレの汚水が溢れ、悪臭がひどく食事も喉を通らないとか、浄化槽からウジがはい上がって周囲に迷惑をかけているとか、マンションの浄化槽から汚水が路上に溢れ出している等々、浄化槽に関する苦情は後を絶たない。

下水道がこんなに普及しているのにどうしてこんな苦情があるのか不思議に思うかも知れないが、那覇市内には旧タイプの浄化槽がまだ結構残っており、これが苦情の種になっている。昭和三〇年代から四〇年代にかけて、まだ下水道の普及が進んでいなかった頃、水洗トイレにするためには、使用人数に見合う容量の打ち込み式のコンクリート造りの浄化槽を設置しなければならなかった。大小の石を敷きつめ、三槽式にするなど工事はなかなか面倒なものであった。当時の環境衛生監視員は頻繁にその検査に通ったものである。

さる自治会長名で保健所長あて、汚水管の老朽化で汚水が溢れだし、周辺は悪臭がひどく食事もできない状態で、迷惑を被っているので何とかしてほしい、という要請文があった。

調べてみると、そこは下水道共用区域であるのにかかわらず、道路が狭く工事がやりにくいなどの地形上の問題と、私道のため地主の許可が得られない、という二つの障害に阻まれ、下水道の恩恵に浴していない所であった。

担当の環境衛生監視員は、地域住民の同意書や嘆願書をもって那覇市へ要請するほうが、下水道接続への早道になるであろうことを自治会長へアドバイスした。

那覇市の首里金城町や栄町などは今でも汲み取りが行われている家庭が少なくない。住民はもちろん下水道の整備を希望しているが、文化財の石畳があることや、路地が狭いことなどの理由により、整備は遅々として進んでいないところもあるようだ。

汲み取った屎《し》尿は現在のところ、下水処理場で処理できない分は海洋投棄、つまり海に持っていって捨てているのである。宇宙旅行も目の前に迫っているというのに未だにこの状況である。これはやはり考えなくてはいけない問題である。

ちなみに、那覇市と南風原町でポットン便所を利用している人口は、九七年度、八四〇〇人もいるようである。

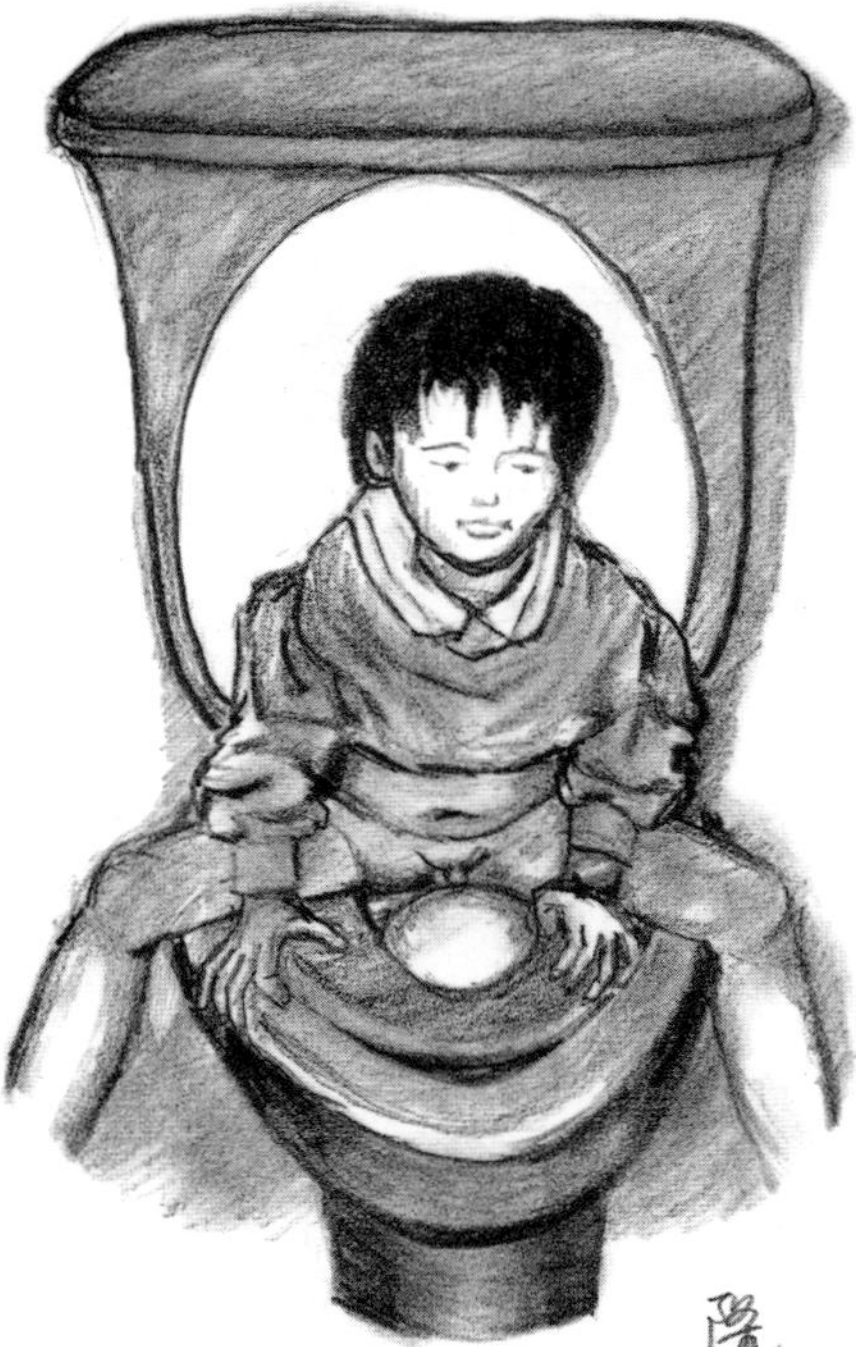

35——ヤンバルトサカヤスデ

季節によって虫や昆虫が大発生することがある。

ヤンバルトサカヤスデの苦情が多く寄せられるのは、四月から七月にかけてが最も多い。この虫は沖縄県では古くからヤンバルムサーなどと呼ばれている虫と同じ仲間である。ヤスデ類は私たちの身近に住んでいる動物の一員で、腐れかかった材木や枯れ草などの植物質を分解することから、大きな目で見れば有用な動物である。

とは言え、これが多量に発生すると大変だ。何事も過ぎたるは及ばざるがごとしである。ひどい時には一晩に六千匹（約バケツ半杯分）の生体が屋敷内をはい回り、家の中までも入り込み、この状態が二週間も続き住民が悲鳴をあげたこともあるようだ。

スリラー映画にもしばしば取り上げられるが、アリやクモが異常発生し、ついには人間を襲う場面に恐怖を覚えるが、ヤスデの異常発生も人間に与える恐怖や不快感は想像以上のものがある。

ヤスデは独特の嫌な臭いがあるが、これには青酸ガスが含まれていて、駆除作業を行った後に、まれに下痢症状を訴えることもあるようだ。また、ヤスデは集団でアスファルト道路をはいまわることがよくあり、これを踏みつぶした車両がスリップし、事故を起こした二次的な被害もたまにあるようである。

昭和五八年に沖縄県中部一帯で異常発生があり、その後、徐々に沖縄本島全域に分布を拡大した。これは明らかに人間の活動と深いつながりがあって、土やたい肥、植木鉢などと共に運ばれ、分布を広げていったと思われる。人為的に運ばれたヤスデは新天地で異常発生するようだ。いずれにしても沖縄県の気候風土がヤスデの発育にとって好条件であることは間違いない。

ところが、今年（平成一三年）三月に鹿児島県の奄美大島の名瀬保健所を訪問した際、この憎まれっ子は既に奄美大島を経て鹿児島本土でも異常発生しているとの情報を得た。害虫と呼ばれている虫の生命の強さをあらためて再認識した次第。

見たこともない害虫が異常発生したことで名瀬保健所は沖縄県の衛生環境研究所へ情報の提供を依頼したことは言うまでもない。

ヤスデは湿気を好むので、排水溝を作り、水はけをよくすること、除草や樹木の剪定などを行い、日当たりをよくすることが、ヤスデを発生させないための重要なポイントである。

霜のおりる鹿児島以北を、この虫は一体どこまで北上するのか、学問的に興味がある。

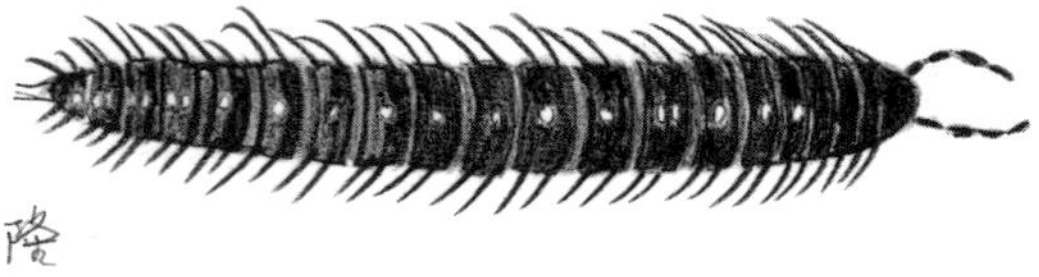

ヤンバルトカサヤスデ（体長2.5〜3.5㎝）

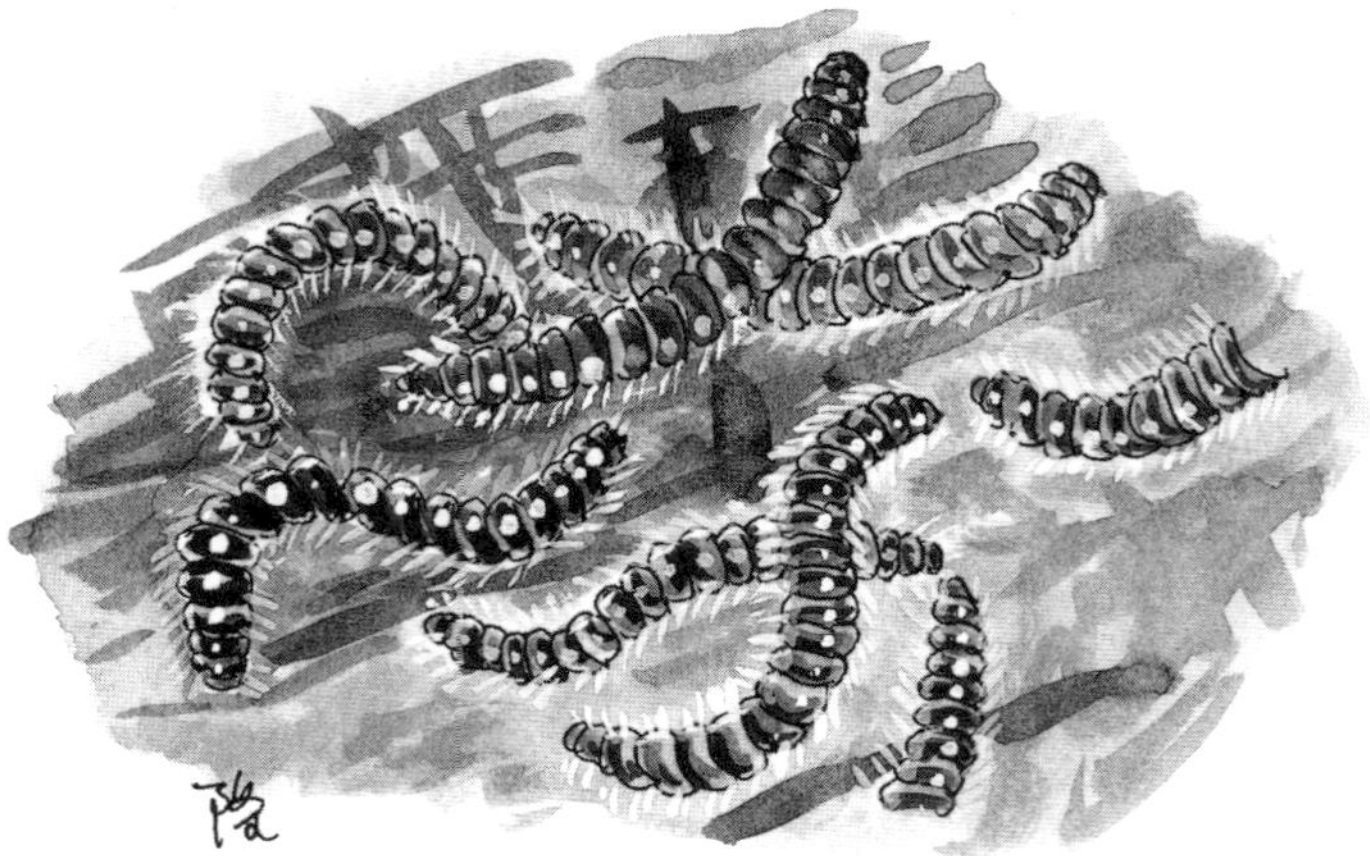

（『沖縄の衛生害虫』新星図書出版㈱参照）

36——ペットと集合住宅

ペットブームと言われて久しい。それにつれてアパートやマンションでの住人同士のペットに関するトラブルも多い。

そんななか、不動産関係の方から、「市内のマンションの住人から、隣で飼っている犬の悪臭の件で苦情があるので相談したい」という旨の電話が入った。

早速、三名の方が来所し説明を受けたが、信じられないようなことに面食らってしまった。なんとその老女は部屋の中で犬を五、六匹も飼っており、糞尿も部屋の中で自由にさせている。アンモニア臭がひどく、そのため、時にガス警報機が誤作動することもあるようだ。そんな時はさすがに隣近所の住人らもたまらず、強行に糞尿の片付けを迫るとのことである。

また、排水パイプの定期点検のために業者を入室させたが、部屋やトイレの衛生状況は言葉にならないほどで、退出時には靴下を脱ぎ捨てなければならない状況であったと言う。

彼はさらに続けてこう言ったという。

「九年間の業務経験中、あの部屋の状況はいまだかつて見たこともない不衛生な状況であった」

分譲住宅なので明け渡しの請求もできず管理者もこまっている。管理規定を楯に損害賠償請求を検討しているようだが、例え勝訴してもせいぜい訴訟費を獲得できる程度であることから、訴訟自体を躊躇《ちゅうちょ》している。

保健所としては、苦情を引き起こした責任を追求することを目的とせず、あくまでマンションの住人として、肉体的、精神的に健康に暮らすための環境整備の一環として、犬の飼い方の改善を指導することにした。

犬を外で飼おうが、部屋の中で飼おうが、当然、犬の登録と狂犬病予防注射は飼い主の義務である。

この場合、五、六匹も飼っており、オーバーワークと思われるので、数を減らす指導を併せて行い、衛生的な飼育方法をレクチャーすることが肝要と思われた。

世界に類をみないペースで高齢社会をむかえている我が国は、今後、高齢者や精神的弱者が確実に多くなっていく。

このケースは他人に迷惑をかけずに、健康に暮らしていこうとする本人の意欲をいかに引き出すか、保健所の生活環境課や保健福祉課あるいは那覇市などが、それをどのように手助けしていけるかが大切なことだと思われた。

このようなトラブルは、今後ますます増えていくだろう。

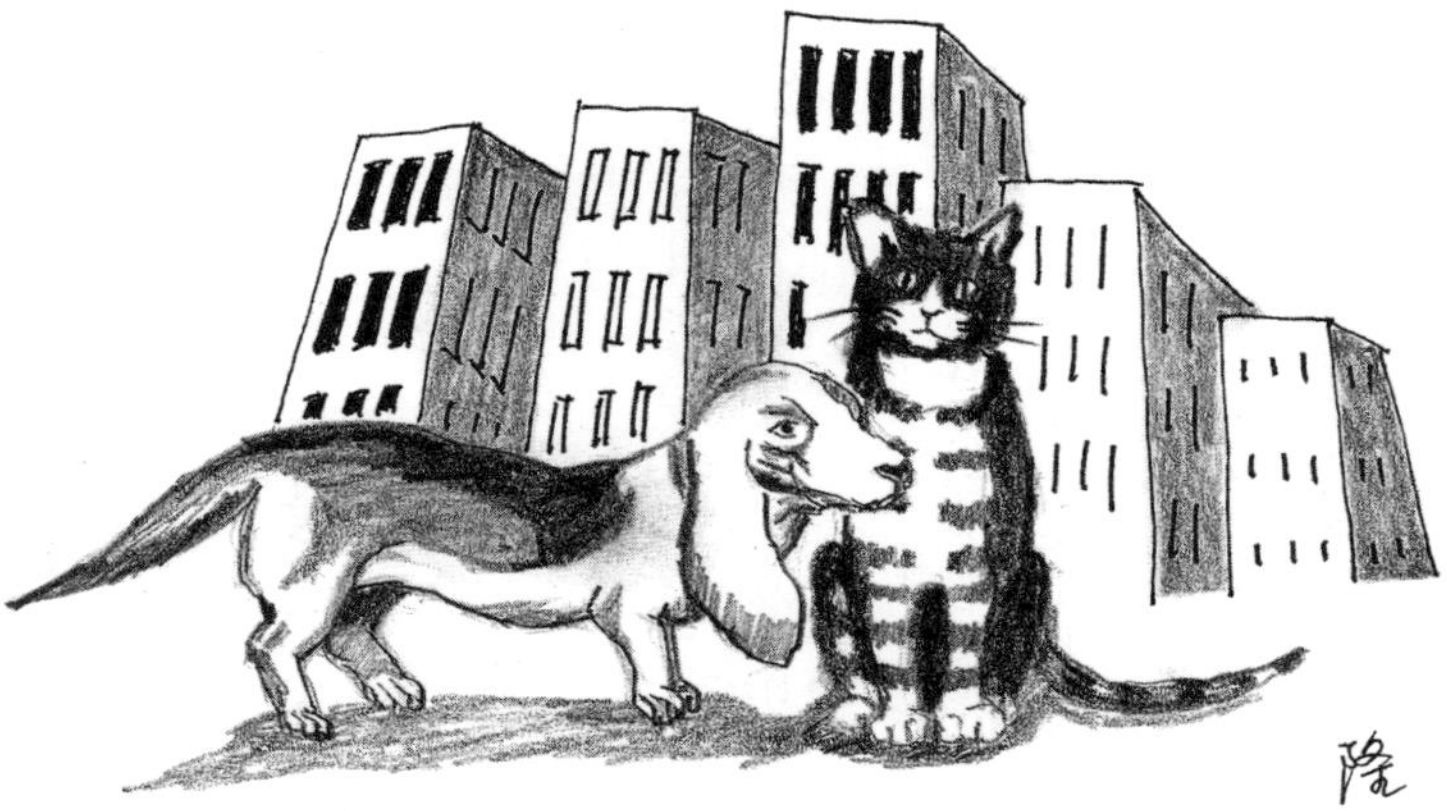
隆

37――カーサムーチー

沖縄では、旧暦の一二月八日は古くから各家庭でムーチーを作り、それを食べて無病息災を祈願する風習がある。

ムーチーとは沖縄の方言でモチのことをいい、カーサとは月桃の葉のことで、これでムーチーを包むのでカーサムーチーという。

沖縄のモチは本土のそれと異なり、もち米の粉を練って、それを蒸す方法をとっている。カーサムーチーは月桃（サンニン）の葉で包んで蒸すのであるが、月桃独特の香りがモチにうつり独特の風味をかもしだす。

この風習は鬼に変身した兄を、妹が石の入ったムーチーを食べさせるなどして退治した伝説に基づいている。この時期は沖縄で最も寒い頃といわれ、昔からムーチービーサと呼ばれている。

最近の核家族化や少子化現象により、家庭でムーチーを作るのは年々減少の傾向にあり、モチ屋はこの時期大繁盛である。このため、旧暦の一二月八日は無許可のにわかモチ屋が横行することになる。

その年のムーチーの日は一月二五日（月）にあたっていた。出勤と同時に、那覇市内の市場のあちこちで、無許可のムーチー売りが多数出没しているので、取り締まってほしい、という苦情の電話が入ってきた。

私を含め愛想の良くない食品衛生監視員六名が、集団で市場を監視にでかけたので、おばさんたちは少しとまどいがちであった。一通り市場を見て回ったが、やはり中には自家製のムーチーを堂々と売っているのがみられた。その人達には気の毒だが、商品をたたんで引き取ってもらった。

ほかにもムーチーを売っている店を一軒一軒調べたが、カーサに包まれているせいか、ちゃんと表示された製品は少なかった。正しくは一つひとつの包みに表示をすべきであるが、そこまできつく指導はしなかった。ほとんどのムーチーは五個一締めで販売されていたので一番上に貼るように指導した。しかし、中には五個一締めをビニール袋で包装し、正式に表示をした優等生的なムーチーも多くみられた。

また、天ぷらや揚げ豆腐などを製造販売しているそうざい販売業者の中には、ムーチーもそうざいという誤解をしているのが多くみられた。いうまでもなく、モチは菓子製造業の許可が必要であり、来年のために菓子製造業の許可をもらうように指導した。

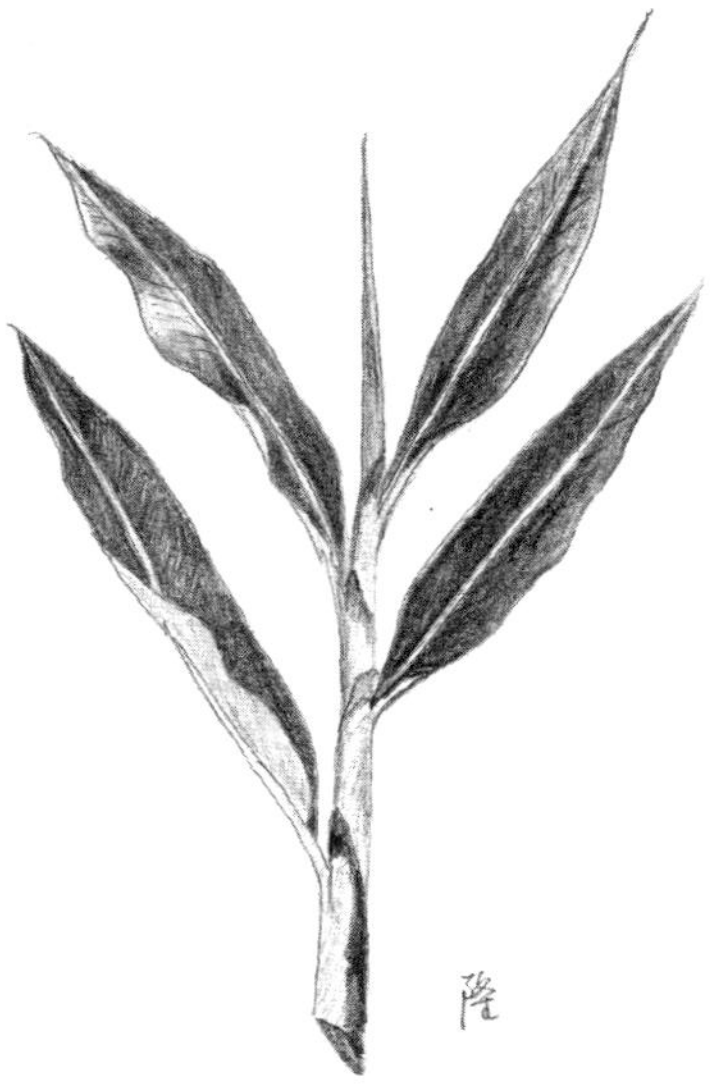

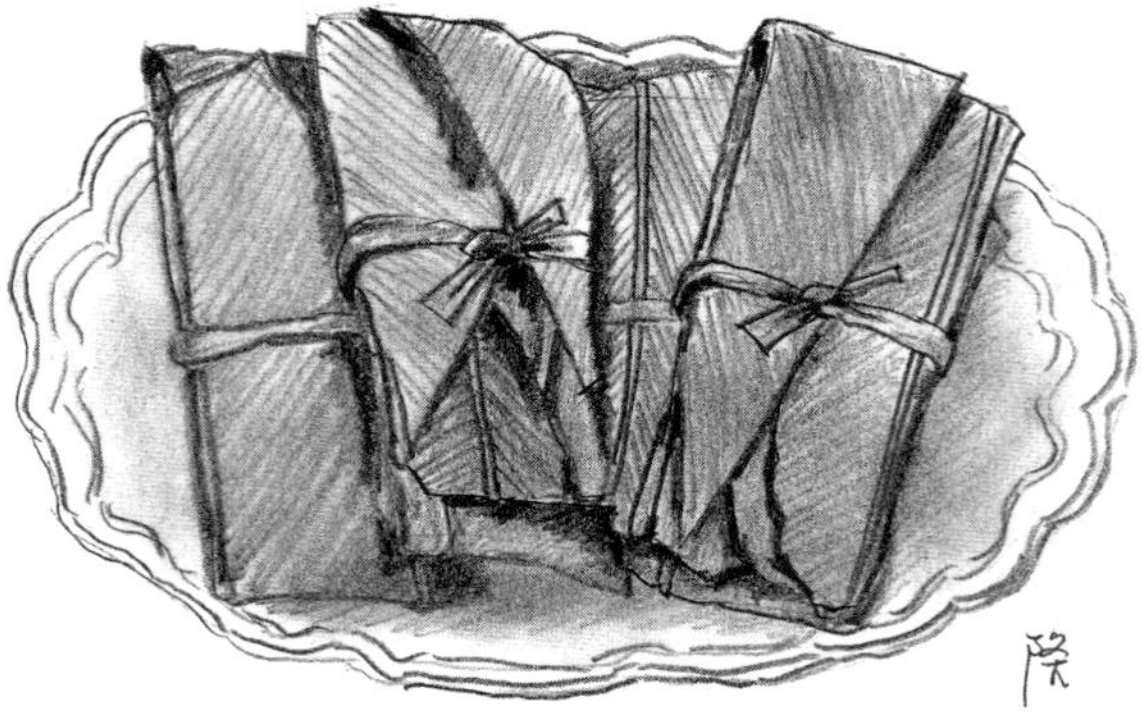

38——健康飴

「朗報　リュウマチ、関節炎、痛風、腰痛その他身体の痛みに大変良い〃健康飴〃がございます。この飴をご紹介以来、多くの方々が体験され、苦痛からの解放に喜びと感謝の電話をいただいております。身体の苦痛でお悩みの方、是非一度お試しください。
必ずや良い結果がご期待出来ると存じます」

コピー機で印刷したチラシとともに健康飴の現物を持って訪ねてきた人がいた。この人は前からリュウマチの持病があり、まずはと思って試してみたところ、超がつくほど驚異的な効果があり、あまりにも効き過ぎるので麻薬でも入っているのではないかと心配になって相談にきたのである。

リュウマチや痛風などは、本人にしかわからない耐えられないような痛みがあるようだ。こういう人達にとって、前記の能書きは、まさに、〃溺れるものはワラをもつかむ〃の心境で跳びついてしまうのであろう。

しかし、飴をなめて痛みがなくなれば文字通り朗報であるが、この飴はただものではない。なんと一袋（一〇個入り）一万五〇〇〇円、つまり一個一五〇〇円もするのである。

が、ほんとに妙な薬が入ってなくて、こんなによく効く飴であれば、一個一五〇〇円でも安いものである。

前記のチラシとともに綴じられていた成分表には、オオバク、チモ、ジオウ、ゴシツ、シャクヤク、トウキなどが記載されており、これは明らかに薬事法に抵触するので、県衛生環境研究所へ分析方を依頼した。

数日して分析結果が送られてきた。生薬のトウキの主要成分や熱鎮痛薬のアセトアミノフェンが検出されたとのこと。また、他にも薬事法に違反する成分が検出される可能性がある旨、付記されていた。

早速、今後の対応を協議した。チラシにある問い合わせ先に、買い手と思わせて電話をいれてみたところ、三カ所中二カ所は在庫が残っているようであった。

話は前後するが、この飴は台湾製か、中国製と思われることから沖縄地区税関に情報を入れてあったところ、タイミングよく、当事者三名のうちの一人あて、台湾から健康飴一四〇〇個が送られてきているが、一時保留してあるので至急成分検査の結果を報告してもらいたい、という連絡を受けた。薬事法違反が確実であれば、税関としては郵便物の受け取りのサインを完了した段階で逮捕のてはずを整えているようである。

効きすぎることも問題である。

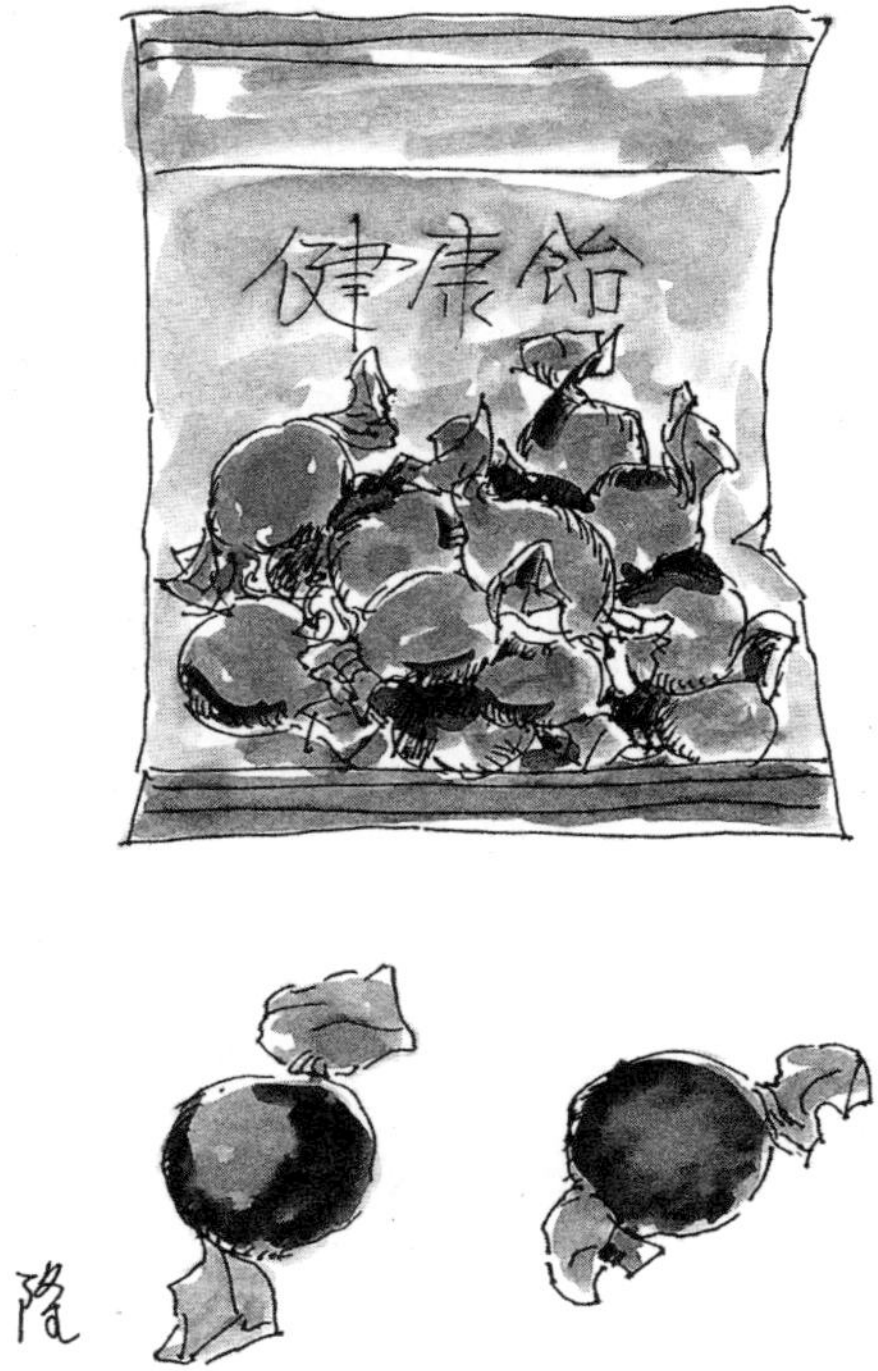
健康飴
隆

39——品質保持期限（賞味期限）

定められた方法によって、食品の品質が十分保たれる期限のことであり、比較的品質が長持ちするような食品につけられる表示である。冷凍食品や即席めん類、ハム・ソーセージなどがこれにあたる。真空パックされた食品もこの部類に属するが、これは機械的に傷をつけなければ相当長持ちするものである。

苦情のあった本土産の真空パック製のゴボウの水煮は市内のスーパーで販売されていたものである。電話の主は商品棚に賞味期限切れのものが並べられていたことをかねてから記憶していたが、この度、なにげなくそれを確認したところ、なんと賞味期限の日付が消されていたのだ。これは意識的にスーパー側で消したのではないか、ということで苦情が寄せられたのである。

調査の結果、確かに苦情品には賞味期限の日付の記載がない。同店でこれを削除したのではないか、確認したところ店長はそれを否定した。その日は担当者が不在のため、仕入元が確認できなかったので後日連絡するよう指示した。

その後の仕入元の調査では、同商品は需要期には一週間に一回、それ以外は一ヵ月に一回の割りで発注している。その時点では現物は確認できなかったが、別の中間卸商から同じ商品を取り寄せ、確認したところ日付は記載されていた。

さらに念には念を入れ、系統の他のスーパーを調査したところ、同商品の賞味期限の日付は全て期限切れであった。店長を呼んでこのことを厳しく指導し、同商品を速かに陳列棚から撤去するとともに廃棄することを指示した。

後日、店長と担当者に対し、日付は削除しないこと、他にもこのような例がないか、もしあれば直ちに廃棄すること、今後、担当者は商品の仕入れ毎に賞味期限などの表示に十分注意を払うこと、店長は店内の全商品について品質管理に注意を払うことなどを指導し、一件落着した。

これまで、日本の食品衛生法では製造年月日を表示すればこと足りたのであるが、消費期限や賞味期限を表示したほうが消費者にとって、より信頼性が高いということで、食品衛生法が改正されたのである。が、売る側の理解や買う側の理解が薄いと、このようなことが平気でまかり通る。

くれぐれも製造元や販売元は、賞味期限や消費期限の表示には注意を払っていただきたい。消費者も食品の購入時には表示をよく見る習慣をつけたいものである。

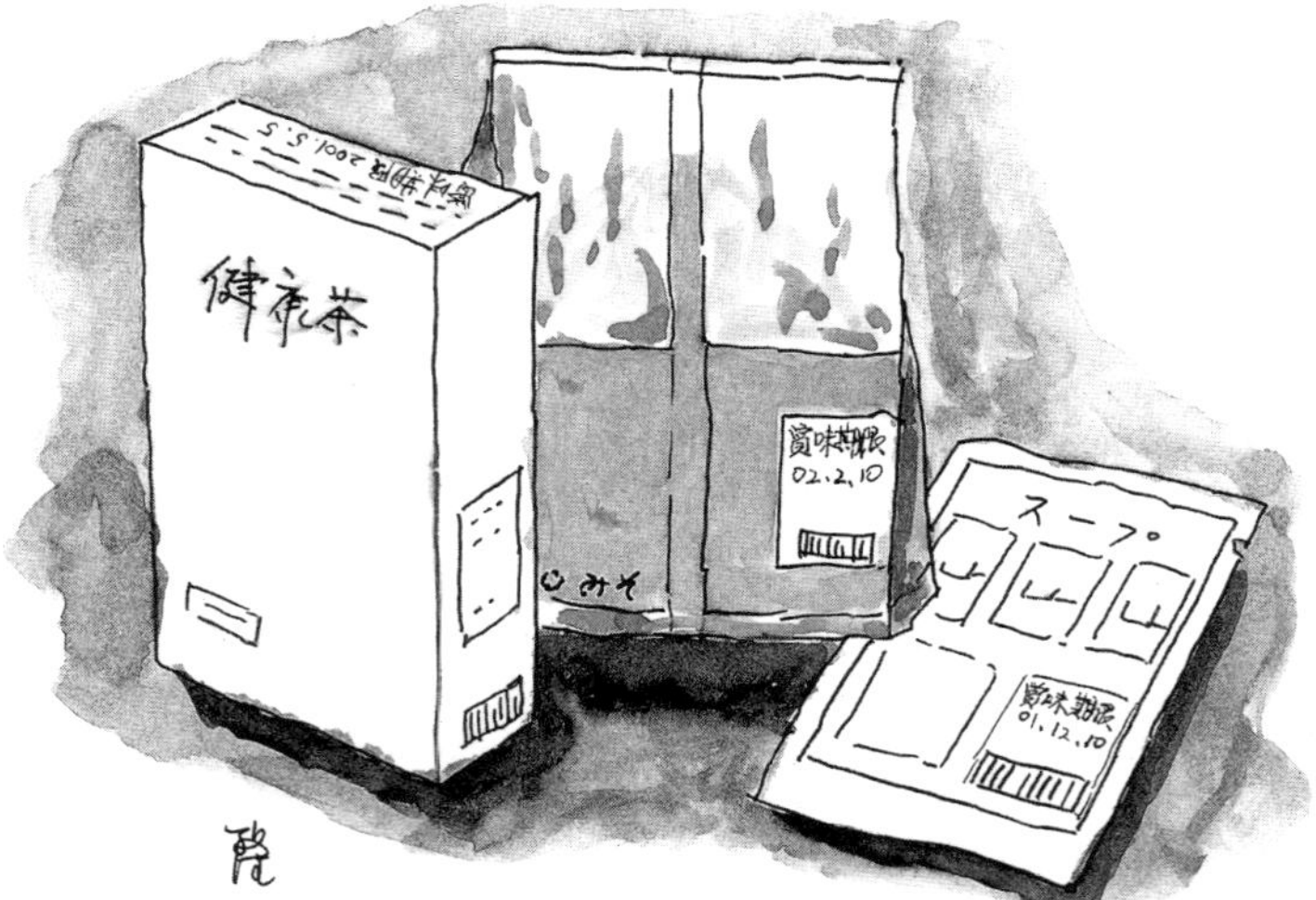
健康茶
賞味期限 2001.5.5
みそ
賞味期限
02.2.10
スープ
賞味期限
01.12.10

40――タバコシバンムシ

外国製のココアの缶を開けたら、何やら小さい虫らしいものが動いているので調べてほしい。同じく外国製のチョコレートを食べようとしたら何か変なものが動いているので検査してもらいたいというような苦情が時々ある。

見てみると確かに何か動いている。県衛生環境研究所には衛生動物室という所があり、年から年中、このような虫を追っかけている奇特な（失礼）人達がいる。こんな時には必ずお世話になるので大事にしたい研究者である。

さて、この虫は三㎜ほどの甲虫の一種で赤味がかった褐色をしており、体全体に白色の毛が密生している。幼虫はだいたい三～四㎜ほどの白い虫である。文字通り葉たばこにとっての害虫であるばかりでなく、小麦粉、きな粉、インスタントラーメンなどにも発生するタチのわるいムシである。また、このムシの近縁でジンサンシバンムシという虫がいるが、これは一名クスリヤナカセとも呼ばれ、乾燥した食品や漢方の生薬にも発生し、その名の由来通り薬屋を泣かせているようである。専門家がみれば簡単に二つの虫は判別できるようである。

ところで、このムシがどこで侵入したのか調査の必要がある。輸入食品には輸入元が表示されているので簡単に連絡をとることができるので、すぐ調査にかかった。倉庫はりっぱな空調設備が完備され、常時一定の温度が保たれている。現場の状況と事情聴取から輸入元での害虫侵入の容疑は薄いようであった。大量に仕入れをすることから船舶でコンテナを利用する方法が多くとられている。私たちが調査できるのはここまでで、この先は現地に行かなければわからない。

ダニやゴキブリなど私たちが生活を営んでいくうえで、人に害をおよぼす害虫を衛生害虫と呼び、その中でもタバコシバンムシのように食品に発生する昆虫類を食品害虫と呼んでいる。沖縄県では約七〇種類ほどの衛生害虫が記録されているようである。

家庭内でこれらのムシの発生を防ぐには、乾燥食品を長く保管しないこと、購入したら早めに使い切ること、一度封を切ったものは冷蔵庫に保管することなどである。

一度食品にムシが発生すると、完全に食べ尽くすまで繁殖をくりかえし、他の食品にも広がるので、ムシの発生した食品は早めに処分することである。

食品も人間も一旦、虫がつくと取りかえしがつかない。

どちらも虫がつかないようにすることが肝要である。

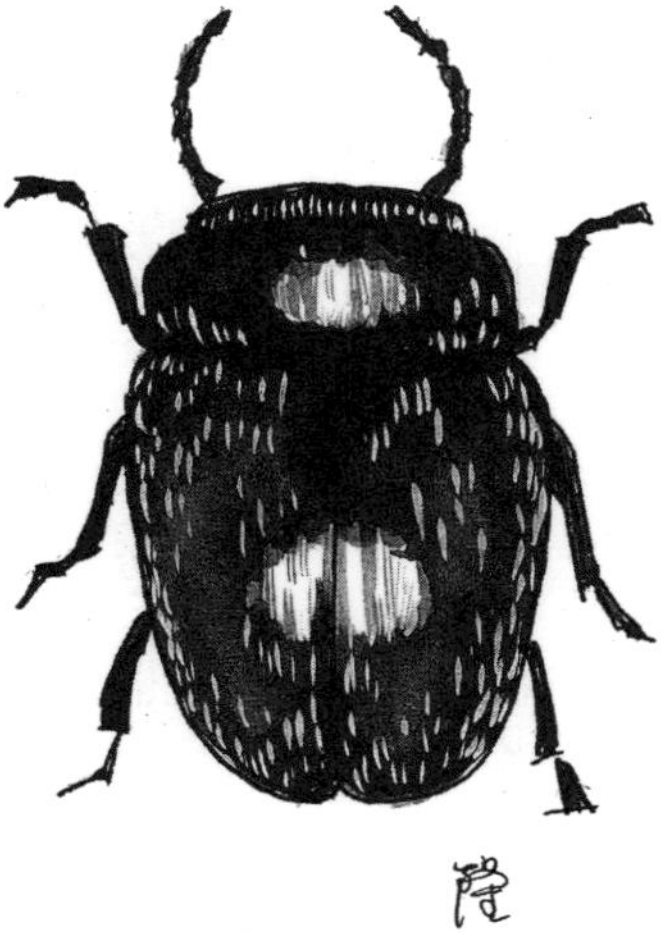

タバコシバンムシ（体長約３㎜）

公務員である私たちも、私用で役所や福祉事務所や郵便局などを訪れる機会が度々あるが、窓口での担当者の対応で気分を害することも少なくない。生活環境課も保健所の中では、代表的な窓口業務を担当する課であるので、その対応には気を使っているつもりである。

しかし、相手にとって虫の居所が悪い時もある。たまには、「所長を出せ」とすごまれることもある。その日は、「所長に代われ」という電話であった。担当者は困った顔をして私に経緯を述べた。

中央保健所では、医師、薬剤師、看護婦などの免許証、食品関連の営業許可証などの交付は原則として、本人に手渡している。これは大事な書類ゆえ第三者を介さず、確実に本人に渡すためである。

41 郵送

郵送をしない理由として、平成一〇年度までは当保健所は那覇市のみを所轄していたため、距離的、時間的に利用者に負担にならないことに加え、年間、相当数の申請書類を取り扱う関係上、郵送すると切手代にかなりの出費がかさみ、事務が煩雑になる等の理由もあった。前置きが長くなってしまった。電話の主は郵送を希望しているのだが、担当者はそれを断ったためのトラブルであった。

しばらくして所長から呼び出しがきた。

公務員のつらいところである。お客様である市民のための要望とあらば、それに応えるべきであり、規則で郵送は引き受けてはならない、という条文が見当たらない限り、これを断る理由はない、というのが所長の所感である。

これを受け、郵送の方法を検討することになったが、郵便局では封書による着払いは取り扱っておらず、かといって小包扱いにすると高くなる。

本人の了解を求めるために連絡したところ、今から保健所へ向かうという。所長も在室であったのでちょうどいい機会だった。ゆっくり話し合ったが、心底に公務員に対する根強い不満感があるような気がした。

公務員も否応なしに給料から税金を源泉徴収されている。市民の中には公務員は税金を喰うばかりで、税金を払っていないのではないか、と思っていらっしゃる方もいる。

ともあれ、地域住民のための保健所であることを肝に銘じ頑張る意気込みである。どうぞ御気軽に保健所へお越し下さい。衛生監視員一同、お待ちいたしております。

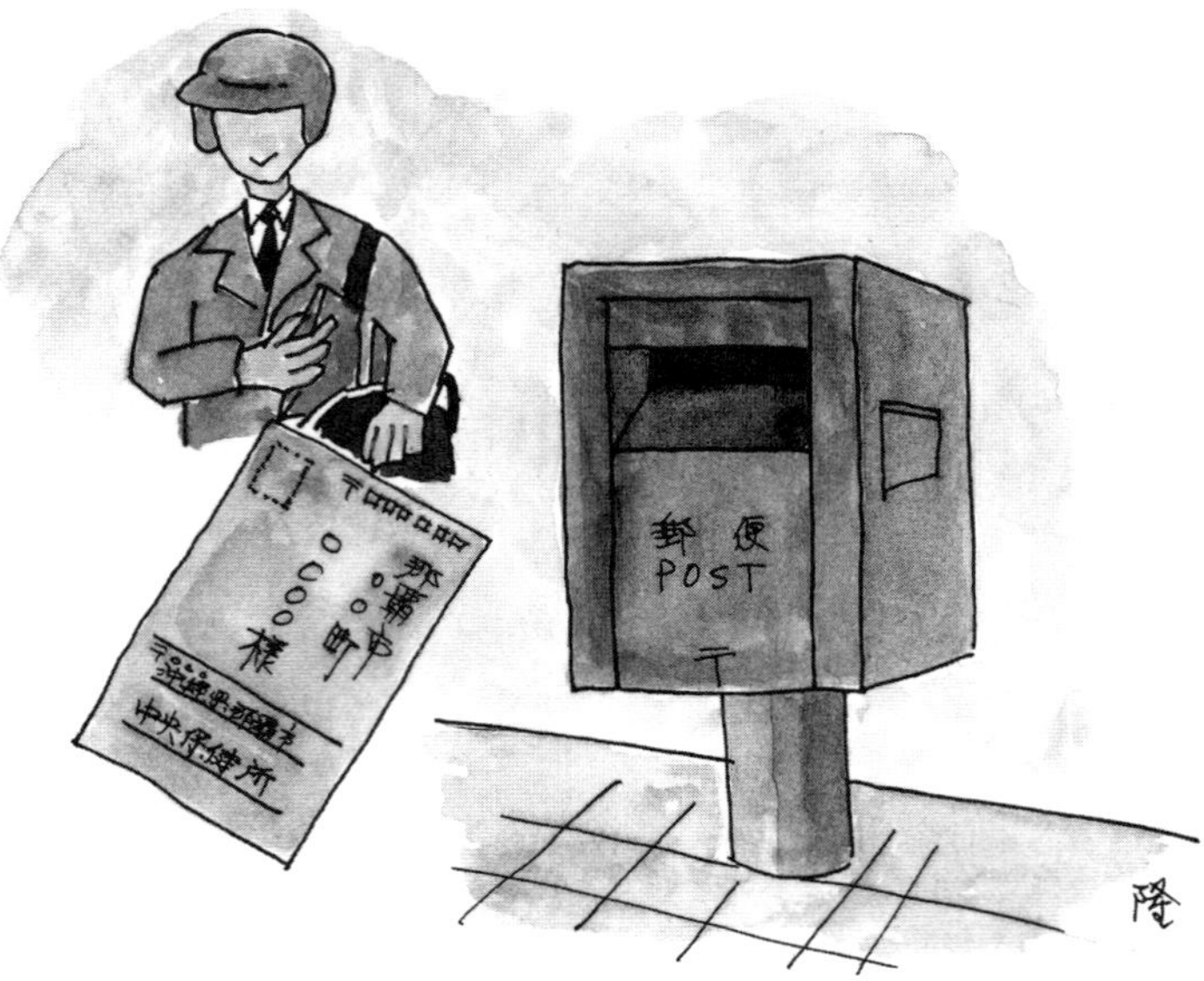
那覇市〇〇町
〇〇〇〇様
中央保健所
郵便
POST
隆

42——ポーク缶詰（その二）

今や沖縄では、ポークは豆腐チャンプルー、野菜チャンプルー、ゴーヤーチャンプルー等には無くてはならない必須アイテムとなっている。

その他にもポーク玉子なるポピュラーな人気メニューがあり、街の大衆食堂や家庭でよく食べられている。それ故ポークにまつわるクレームも度々ある。

このクレームはポーク缶詰を開け、数ミリの厚さでポークを切った後、フライパンで焼き、四切れめを食べようとしたところ、直径五ミリほどの黒い異物に気がつき、保健所へ持ち込まれたものである。

早速それを取り出し顕微鏡で覗いてみたが、何であるかは確認できなかった。これをシャーレに取って、輸入元を訪ね他に苦情がないか調査したが、幸いに他にはなかった。

保健所ではさらにこの原因究明のため、その異物を衛生環境研究所へ送付した。検査の結果、ビニールで被覆された非常に小さな複数の銅線であることが判明した。このことを直ちに輸入元へ連絡し、原産国における同じ製造時の生産ラインの状態の把握に努め、同一ロット製品を回収するよう指示をした。

その後、同一ロットの製品一九個を回収し検査をしたが異物の混入は認められなかった。後日、原産国の製造元から、生産ラインを修理した際、後片付けが不十分だったため、これが混入したとしか考えられない旨の理由と、遺憾の意を表した詫び状が届いた。

ポークランチョンミートに関しては、その他にも缶壁の一部が黒色に変化していたものや開缶と同時に異臭を感じた等の苦情もあった。

平成一二年八月二六日付けの琉球新報夕刊にはポーク缶詰に関し次のような記事が掲載されていたが、これは保健所を通さず直接製造元へクレームをつけたケースである。

「輸入ポーク缶詰に豚の感染予防用の注射針の一部が混入し、調理して食べた那覇市内の女性が、昨年八月上旬、同社に通報していたことが二六日までにわかった。（中略）同社では女性からの通報を受けて、注射針を回収、デンマークの工場に針を送り、混入原因を調査した」

ポーク缶詰は県内産もあるが、デンマーク、オランダ、アメリカ、中国などの外国製品も多量に出回っている。どこの製品にしろ製造工程における衛生管理には最大限の注意を払ってもらいたいものである。

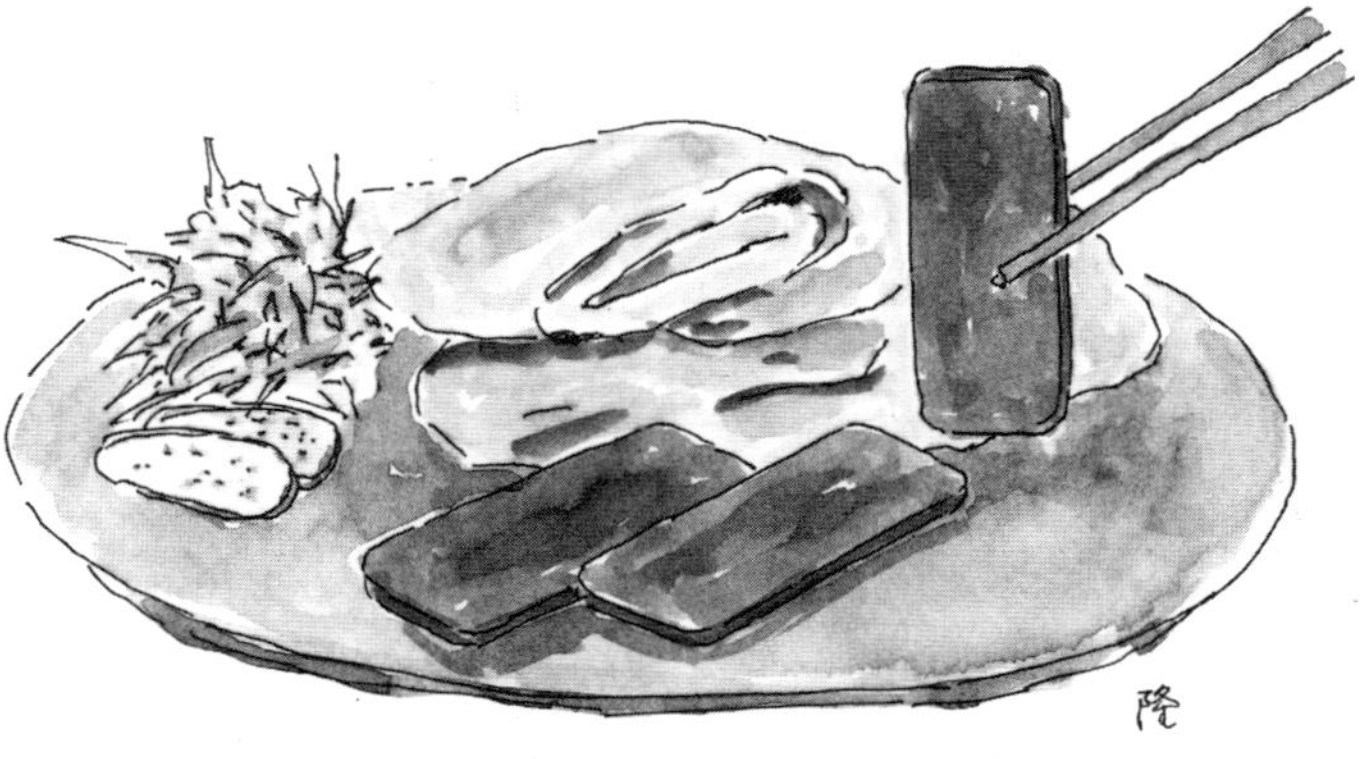

43 沖縄そば

全国で「そば」と名の付くものは数多くあるが、そば粉を使わないそばは「沖縄そば」だけである。

祖国復帰のおり、沖縄のそばは「そば粉」が入ってないということで、そばと呼称してはならないという農林省だか通産省だかのおふれがでたそうな。

しかし、関係者のたゆまぬ努力のかいあって、そば粉は入ってないが「沖縄そば」としてその名を呼ぶことを特別に許されることになった。まずはめでたしである。

ほとんどのウチナーンチュはスバジョウグー（そば上戸）である。県内の至る所、○○そばと銘打った御当地そばがある他、そばの上に載っける具の種類により、ソーキそば、てびちそば、三枚肉そば、野菜そばなどがある。決定的なものに山羊そばや牛ソーキそば、ステーキそばなるものもある。

スーパー等で売られている最近のそばは麺はもちろんのこと、スープ、具、薬味なども揃っており、これを器に盛って温めたスープをかけるだけで「おそば屋さん」のそばができあがる。

このクレームも家庭用のビニール袋に入れられたそばであり、そばに黄色の斑点が付着しているのが確認されている。

見た目ではコゲかサビなどによるのではないかと思われたが、製造ラインでは一〇〇℃以上になる部分はなく、コゲは考えにくい。

別の可能性として、①原料の小麦粉の中に未粉砕の着色顆粒が元から入っていた、②こねる時に蟻などの異物が混入し、これを圧縮粉砕した、③そば圧延機の鉄製ドラムの不良、等が考えられた。

早速くだんのそば製造業社の社長に面談し、現物を見せるとともに原因の追求を開始した。そばの変質の状況や色などの状況から①と②によるものとは考え難いことから、圧延機のドラムの可能性が強い。

このドラムは鉄製で錆びやすく、作業工程の終了後、十分量の水を用いての洗浄ができず、布巾で拭くだけとのことであった。

別の民間検査機関の検査結果でも、変色した麺のカスが次の麺に混入してできた斑点と推定しており、洗浄が十分できないこの部分で起きた可能性が高いとみている。

業者には、この部分に注意するよう指導するとともに、鉄製のドラムをステンレス製に取り替えるようアドバイスした。

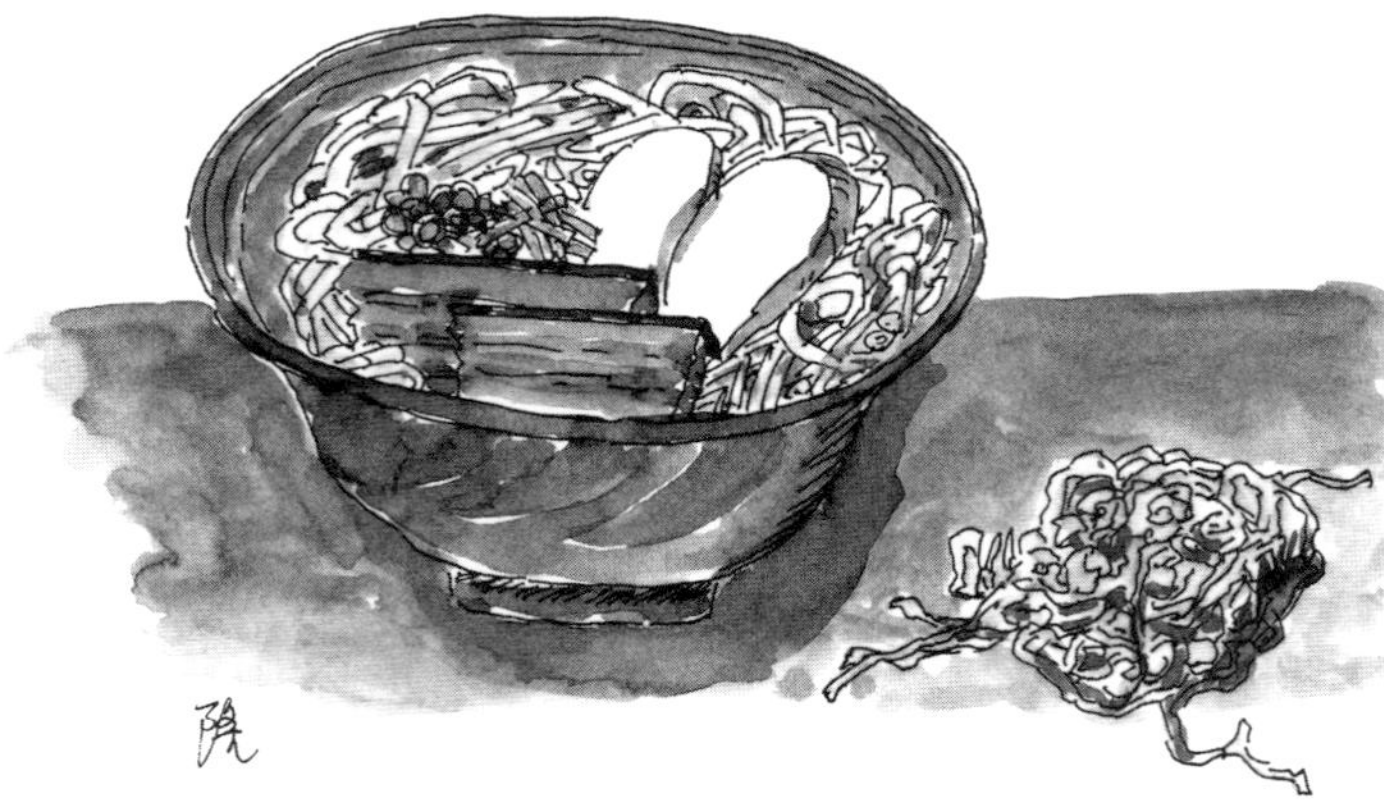

44――三枚肉

ウチナーンチュには豚肉大好き人間が多い。その中でも三枚肉は人気の上位を占める。沖縄にはしちび（節日）、しちびに御馳走をこしらえ仏壇にお供えし、御先祖様の霊を供養する習慣がある。このようなときに欠かせないのが三枚肉であり、重箱の中でその存在感を誇示している。

沖縄そばの具としても、ソーキ（あばら骨）とともに東西の横綱の位置を競い合う間柄である。

このように沖縄県民から愛されている三枚肉は肉屋やスーパーの食肉コーナーでも売れ行きはよく、主婦の人気商品である。

この話は、ある主婦がスーパーで三枚肉を購入し、カットしたところ、膿汁らしきものが出てきたのでびっくりし、購入先のスーパーへ届けたが、店員の説明では納得せず、保健所へ届け出たものである。

検査をしたところ、注射針等の異物は見つからなかったが、膿汁であることを確認し、届出者にはその旨説明した。届出者から、スーパーに対し衛生指導の徹底を要望されたことはいうまでもない。

本来、牛、馬、豚、山羊および羊は屠《と》畜場で屠畜されたあと、食肉衛生検査所の検査員（獣医師）により、一頭一頭、微にいり細にいりチェックされるが、たまに肉の深部にある膿瘍に気づかないことがある。

外部から見て、腫れたものや異常のあるものは検査刀を入れ、筋肉中の膿瘍の有無をチェックするが、腫脹のないものは外からなかなか判断がつかず、たまに見過ごすことがあり、今回のようなクレームに至ることがある。

スーパーや食肉小売店は食肉センターや卸売業者から、一頭まるごとないしは半丸（一頭を縦に二分割したもの）を購入し、店頭でこれを細かくカットするのが普通の工程である。カットに携わる人達も消費者保護の立場から細心の注意を払って仕事をしてもらいたいものである。

また、最近では非常に感度のいい金属探知機が開発されており、注射針などの金属の破片の発見に威力を発揮しているが、人間の五感に頼らない、より高度のハイテクを駆使した膿瘍などの組織の異常を発見する機械や技術の進歩が望まれる。

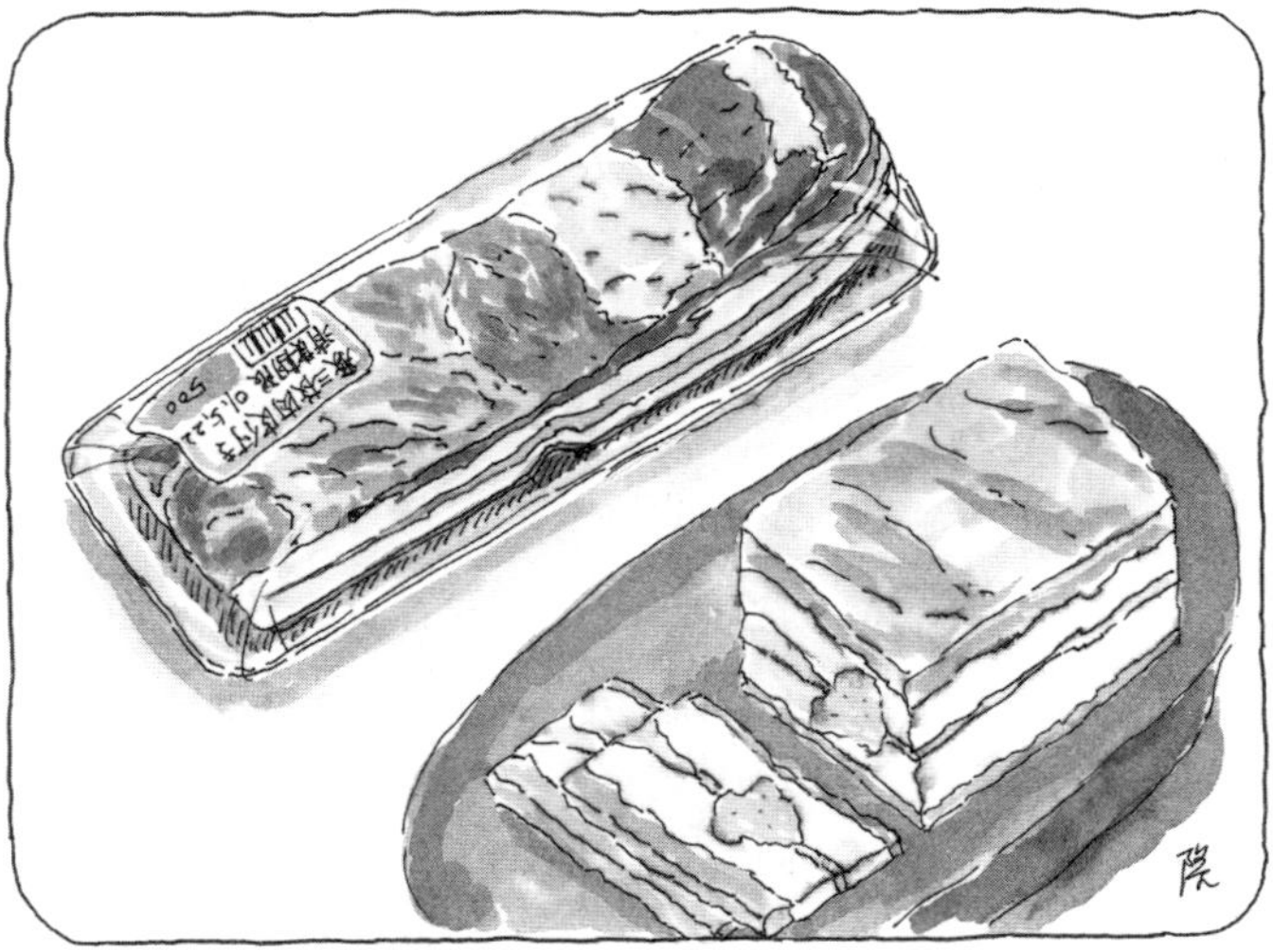

45　海のセミ

昔から日本人と海苔は切っても切れない関係にある。

大好きな寿司にも海苔はなくてはならないものである。

最近は諫早湾の水門の閉鎖に伴い、養殖海苔業者が壊滅的な打撃を受けている、ということをたびたび耳にする。

また、近頃韓国製の海苔の人気が高まっているそうな。

私は平成一一年一〇月、研修のため、三週間ほど韓国の済州島に滞在したが、惣菜屋さんには必ず海苔巻きが陳列されていたし、三度の食事にも毎回海苔が登場したことを記憶している。韓国製の海苔は塩味、ゴマの風味で結構いける。

私は家では朝食はほとんどコーヒーとパンで済ましている。そのため海苔とはあまり縁はないが、出張先では時々味噌汁に海苔と生卵の定番の朝飯になることもある。

これはさる家族のいつもどおりの朝食の場面である。海苔の袋を開封し食べようとしたら異物に気付き、子供が気持ち悪がったため、異物が何なのか、調べてほしいと保健所へ持ち込まれたものである。

それはよくみると確かに虫のようでもあるし、小さなセミのようでもある。

早速、衛生環境研究所へ現物を持ち込み検査を依頼したが、結果はワラジムシ亜目に属する「ウミセミ」か「チビウミセミ」と推測された。

この虫は通常、海草の間に生息し海藻類に付着するもので、食べても害にはならないとのことである。

とはいえ、消費者に不安感や違和感を抱かせるため、商品価値が低下する。海苔は乾燥状態で、ある程度固まっており、また、ウミセミの色も海苔と区別がつきにくく、発見はかなり難しい。

しかし、消費者から嫌われるので、これらの選別や異物除去には細心の注意を払うとともに、これらのプランクトンが容易に発見できるような方法の改善が求められている。


先日、済州島の友人が我が家を訪れる機会があり、彼は軽くて荷物にならない例の韓国製の海苔をお土産に持ってきてくれた。「海のセミ」の事件後、気をつけて見ているが、もらった海苔には今のところ幸いにセミはついてない。

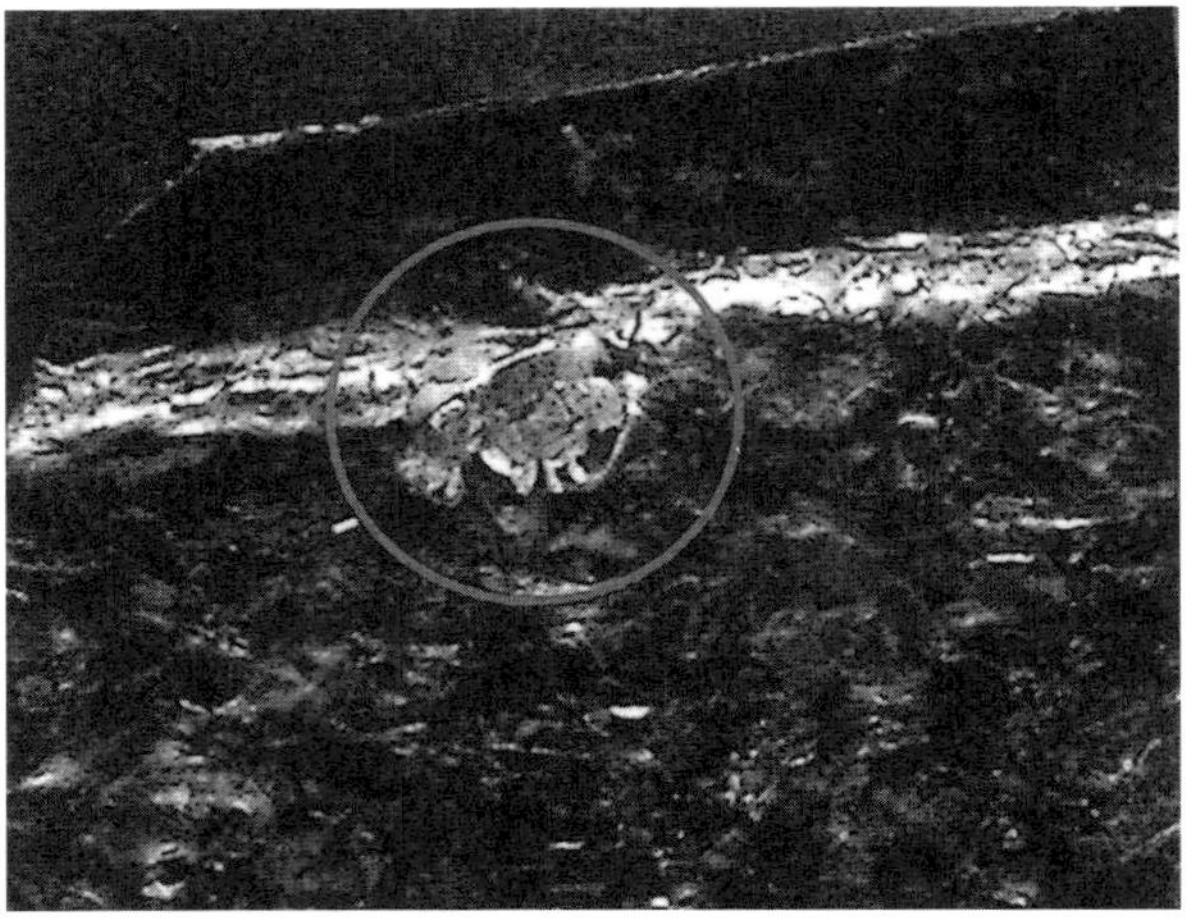

海苔に付着したウミセミ
（沖縄県中央保健所　山内努氏提供）

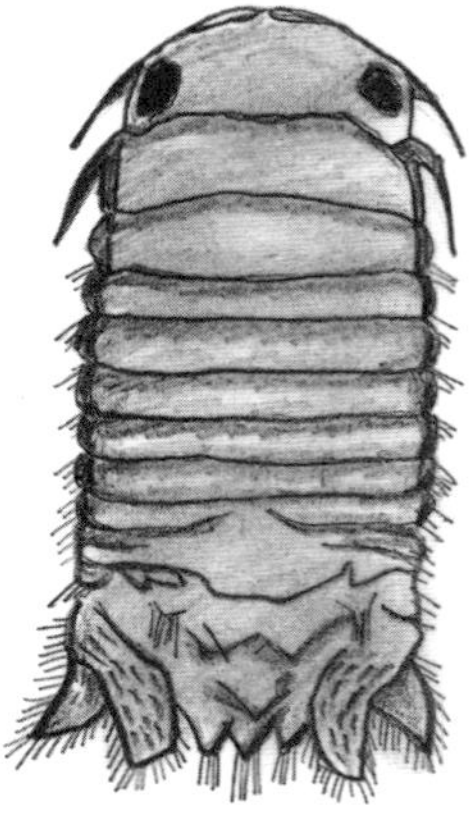

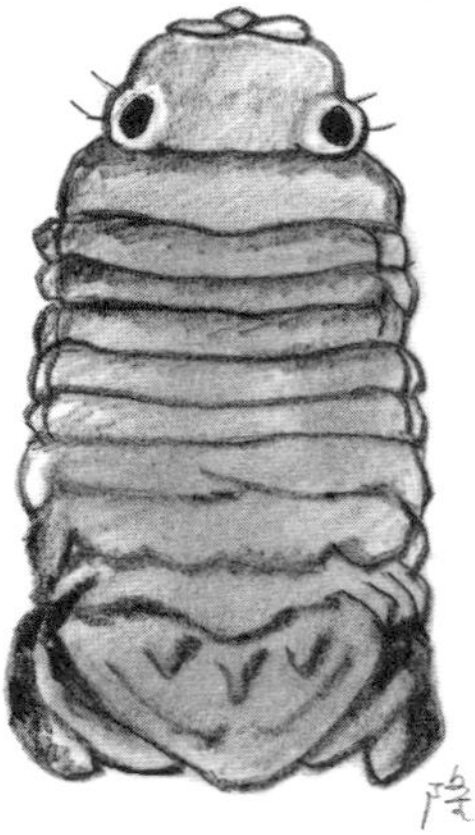

ウミセミ（体長１～1.25cm）　　チビウミセミ（体長約１cm）
（『原色日本海岸動物図鑑』（保育社）参照）

46 缶コーヒー

都会や田舎を問わず、清涼飲料水の自動販売機は日本列島いたる所でみることができる。世界中を見渡してもこれだけの自動販売機が設置されている国はそうざらにはないだろう。治安の悪い国の人達からみると、まるで金庫が道端に置かれていると感じるそうな。ジュース、コーラ、コーヒーなど、その種類は多種多様である。それ故これらにまつわる苦情も結構ある。

缶コーヒーを飲みながら余裕で夕食を作っていたが、何口めかを口にしたとき喉に違和感を覚え、吐き出したところハエであった、ということで翌日、現物のコーヒーとハエが持ち込まれたケースである。

顕微鏡で覗いたところ、両方の羽がピンと張り、形がハッキリしていた。開缶前に入ったハエであれば封缶までの間に熱処理されるので、とてもこうまで羽がピシッとしていることは考えにくい。

正確さを期すため、さらに「カタラーゼ試験」を試みたところ、ハエは未加熱の可能性が高い、という結果が出たので、ハエは開缶後に混入したものと判断し、届出者には電話でその旨を伝え納得してもらった。

ちなみに、このハエは「ヒツジギンバエ」というあまり聞かない種類のハエであった。

実験データによると、カタラーゼ（過酸化水素を分解する酵素で、広く動植物並びに微生物に含まれる）は加熱温度が八〇℃の場合、イエバエでは五分、大型のハエで一〇分、ゴキブリでは一五分で失活するという。

このようにカタラーゼ試験を用いれば、ハエなどの昆虫が食品中に何時迷入したのか、大体の状況を判定できる。

昨年（平成一二年）夏に起こった、Kビバリッジのハエが混入したトマトジュース缶の事故は、同ロットの全品回収という荒療法で解決を図ったが、その被害は甚大のものだった。たった一匹のハエが会社の存続を左右することになりかねない。

食品製造にたずさわる人達にとって、この事件は大きな教訓になった。明日は我が身と思い、細心の注意を払ってことに励むべきである。

ヒツジギンバエ

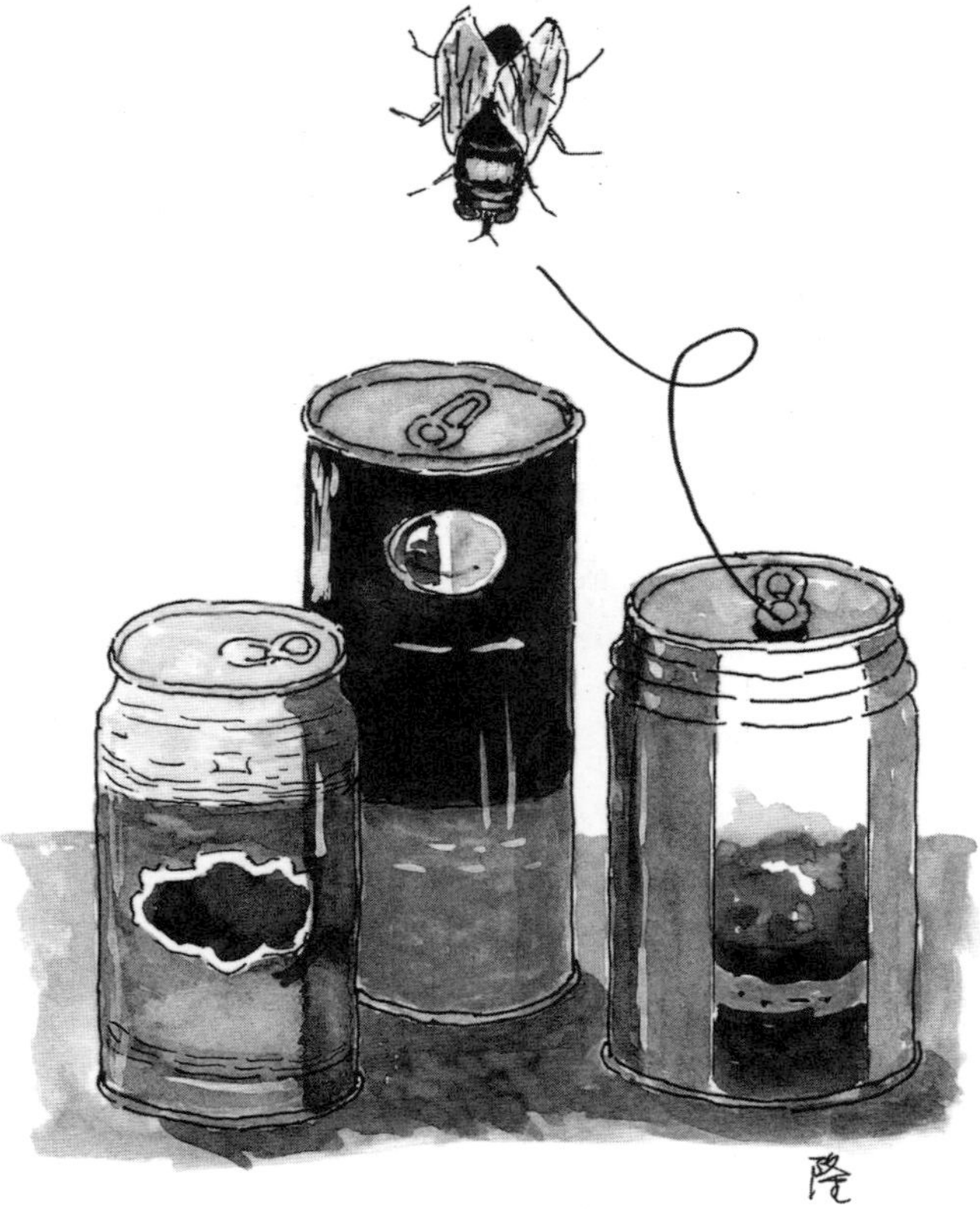

47――ドーナツ

私は真っ白い粉砂糖をまぶしたふわふわのドーナツが大好きだ。シナモン味のそれもいい。

許されるのであれば毎食後にでも食べたいものの一つである。

これはそのドーナツのクレームであった。知人からもらったドーナツをこどもに与えたところ、二～三分後に口内炎になり、水も飲めない状態になり、吐いたりするので救急車を要請し、病院へ運んだという話である。

夫婦で食べてみたが何となくピリピリする感じだったとのことであったが、医師から特別な薬の処方はなかった。

そのこどもは喘息の持病があり、エビやイカにアレルギーをしめすらしく普段から食べ物に関して気を配っている様子であった。

担当者は早速、くだんのドーナツ店におもむき調査をした。その結果、品質保持期限は一〇時間と設定しており、売れ残りはその日で処分している。また、他に同様な苦情は一切ないし、原材料は従来使用しているもので、新たなものは使用していないことがわかった。

この調査を踏まえ、届け出たひとに対し、そのこどもが特別な体質である可能性が高いことを理解してもらった。

カタカナ新語辞典（学研）には、アレルギーとは免疫反応によって現れる生体の過敏性反応、と出ている。

タコやイカ、蟹やエビに対しアレルギーを示すひと、玉子や蕎麦（そば）に対しアレルギーを示すひと、ひとそれぞれであるが、中には呼吸困難におちいるひともいるようである。アレルギーの苦しみは本人にしかわからない。その子もひょっとしてドーナツの中のある成分に対し、アレルギーを示す子だったかもしれない。

後日、担当者がクレームの品と同じドーナツを持ってきて、課の職員に試食を試みるが誰も食べようとしない。またまた課長である私の出番となった。

もともとドーナツ好きな私にとっては最高のおやつとなったことはいうまでもない。

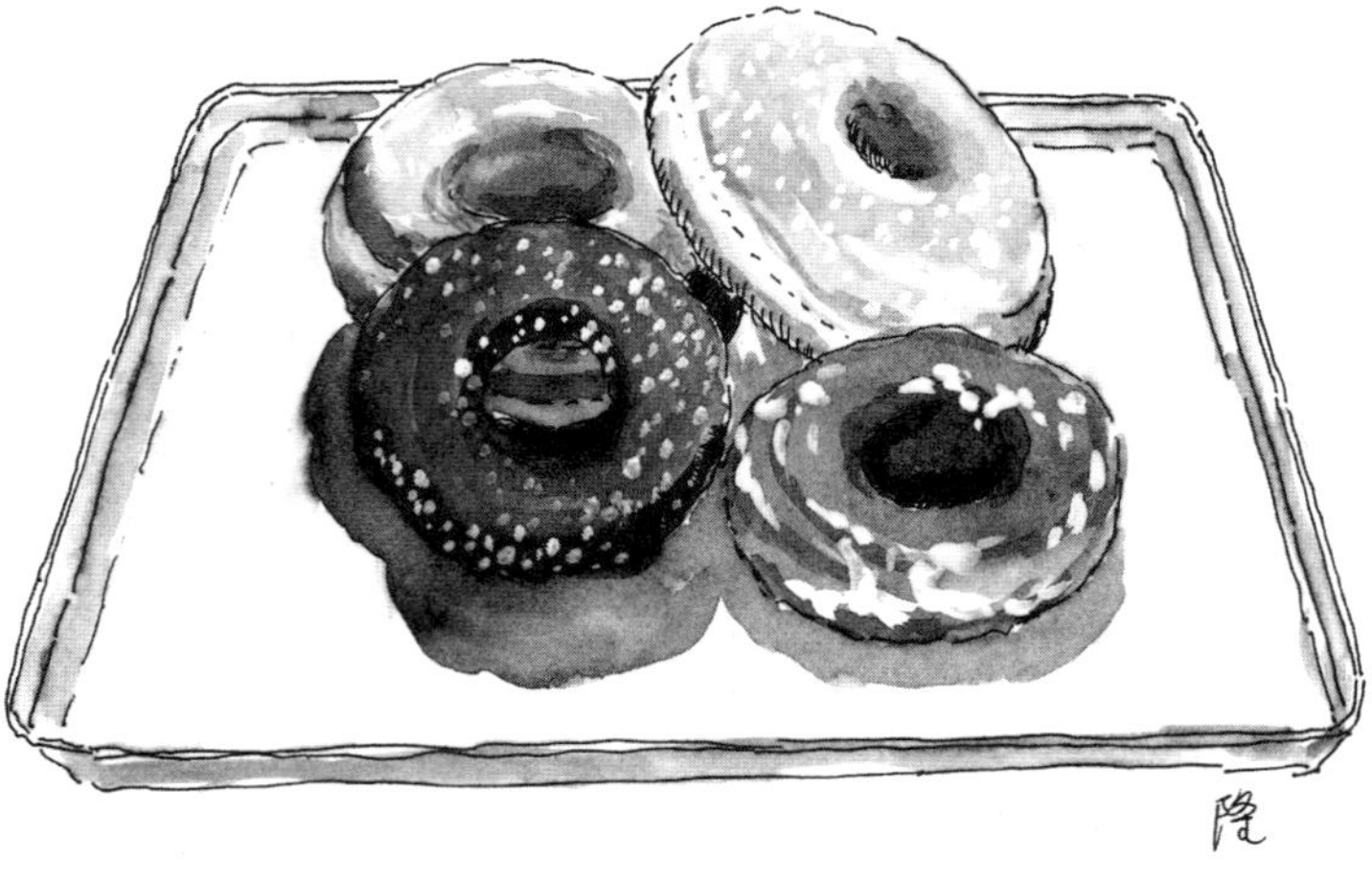
隆

48——皮膚寄生虫妄想

最近、皮膚寄生虫妄想なる病気があることを知った。

身体中を虫が這い、刺したり噛んだりするような文字通りの妄想が出現する状態とのことであるが、その成因は今のところ不明である。

東京のある病院における皮膚病の相談では、全症例（一八八四名）中、一三・四%を占めるという報告もあり、別名ダニ恐怖症とも呼ばれ、ダニが原因と思い込んでいる相談者が多いという。この病気の特徴として全身を虫がはい回るので、その虫を爪で掻きだすために全身に引っかき疵《きず》ができる。思い込みが強く医師の話に納得しないようである。

前置きが長くなったが、相談者はマスクをし、アルコールやクレゾールの匂いが入り混じった強烈な薬品臭をプンプンさせてやってきた。顔や首や腕の皮膚が剥離し所々潰瘍になった部分もみられた。

アパートの他の部屋（空き室）が密閉されており、それが害虫の発生源になっている。そのため自室にも害虫の発生があり、そのあおりで全身を刺され発疹ができている。ついては保健所として善処してもらいたいという要望であった。

担当者はどういう種類の虫がいるのか早速、衛生研究所の職員とともに現場に赴いた。いろいろ調査をしたがそれらしき害虫は発見できなかった。が、管理人には清掃を心掛け、時々窓を開放し空気の流通を促すよう指示して帰ってきた。

相談者はこれだけでは納得せず、さらなる原因究明と害虫駆除について、保健所と市役所に善処方を求めてきたのである。保健所としては害虫駆除の相談や駆除業者の紹介まではできるが、それ以上の対応はできない旨を話したが納得せず、終いには生活環境課の業務内容や職員の給与等を含めた資料の提出を求める始末である。あげくのはて、県の行政オンブズマンに保健所の対応がまずいと訴えたのである。

約半年後、裁判所から保健所の担当者に証人として出頭するよう連絡があった。なんと相談者がアパートの管理人を加害者として訴訟をおこしたのである。

民事不介入の原則により、裁判所への出頭要請を受諾すべきか否かを議論したが、前もって知らされた質問内容をみて、差し支えないことのみを証言することにし、担当者はこれを受諾した。

私も裁判を傍聴した経験がなかったので、ちょうどいい機会と思って傍聴を希望した。

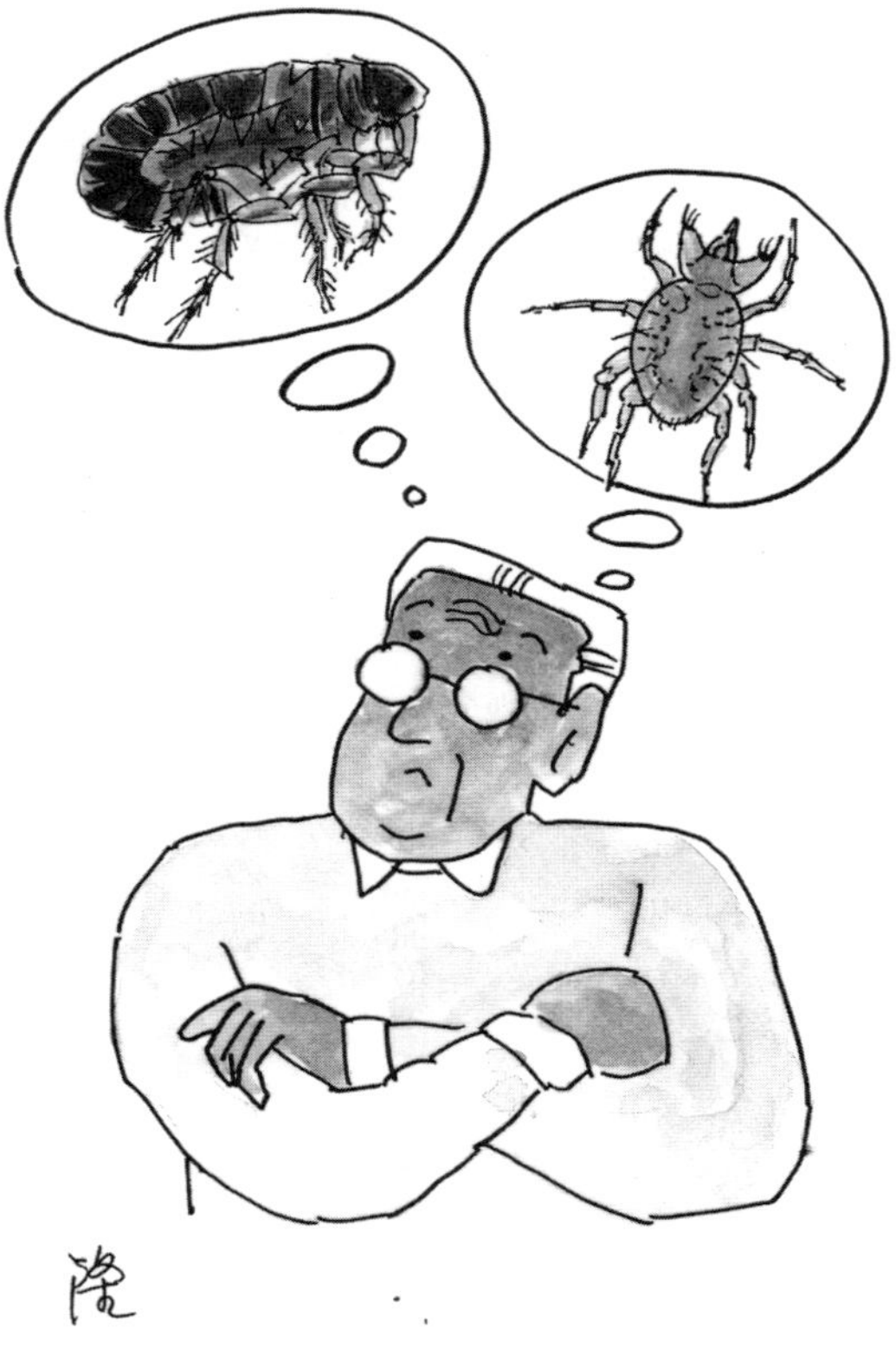

49——納豆

沖縄育ちの私たちの年代は、進学や就職のため本土に行かない限り、納豆には縁がなかった。

私は大学受験のため昭和四〇年に上京したが、その時友人宅で納豆に初対面をした。世の中にこんな不味い食べ物があるのか、ショックを受けたものである。

以来、納豆とはお付き合いしたくなかったが、最近、血液をさらさらにするナットキナーゼなるものにより、生活習慣病の改善に好影響を及ぼす、ということがわかり、努めて食べるようにしている。

復帰後は沖縄でも納豆が製造されるようになり、子供のころから食べる機会が増え、抵抗なく受け入れられている。いやむしろ健康ブームやテレビの番組の影響で好んで食べられるようになってきた。

九月の初旬、午前一一時過ぎに遅い朝食を摂ろうとして、納豆をパックから取り出した時に異物を発見し、すぐにパックに印刷されている製造元へ電話を入れたが、責任者たる社長はなかなか電話口へ出てくれなかった。当日三回、翌日二回も電話をしたが出てくれず、三日目にしてやっと社長に話をすることができたが、社長の口からはなんと、「好きなようにしなさい」といわれ、謝罪の一言もなかったということで本人は憤慨し保健所へ届け出たものである。

このケースは製造所が県外であったため、県の薬務衛生課を経由し、地元の保健所へ調査を依頼した。異物は衛生環境研究所の鑑定の結果、「アメリカミズアブ」とのことだった。このケースも企業側の対応のまずさが問題を大きくした典型的な例であった。

これは別のクレームであるがやはり納豆にまつわるものである。

石垣で購入した納豆に虫が混入しているということで八重山保健所へ持ち込まれたものであるが、本所管内の製造業者であることから転送されてきたものである。

混入した虫を衛生環境研究所で同定したところ「クサビノミバエ」ということであった。食べようとした時まだ虫が生きており、これは明らかに購入後、しかも食べる直前に入った可能性が高い例であった。

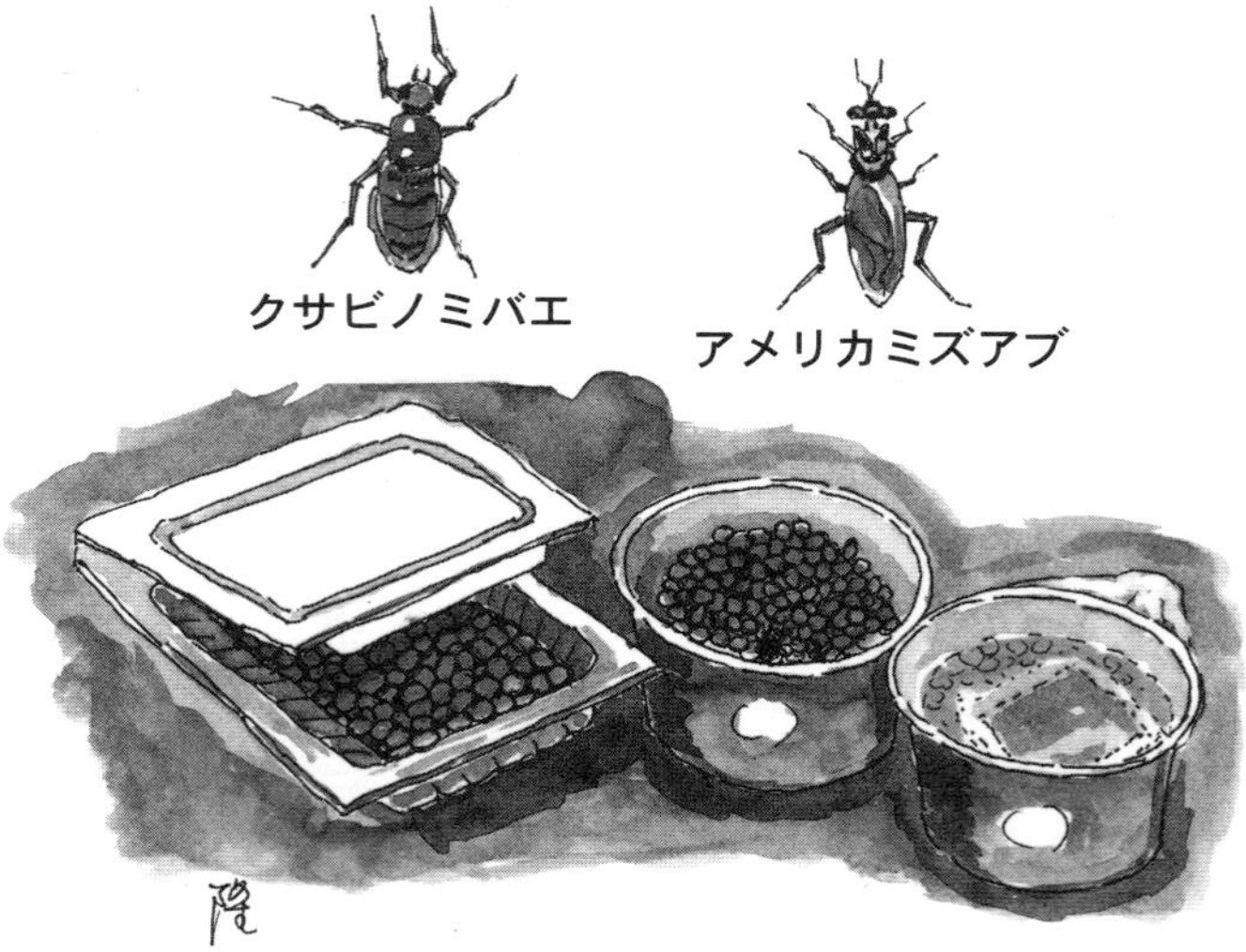
クサビノミバエ
アメリカミズアブ

50——スキムミルク

戦後生まれの私たちの年代の学校給食の始まりは、脱脂粉乳をお湯でといたミルクとコッペパンであった。

食べ物に対し、不満を言える時代ではなかったが、お世辞にも脱脂粉乳とコッペパンはおいしいものではなかった、と記憶している。

今は栄養過多の時代でなるべくカロリーの低いものが好まれている。スキムミルクはその代表的なものである。

住民がテレビや新聞から得る情報は思いのほか大きい。

例えば食品の異常についてニュースがあると、翌日、必ずそれについて問い合わせがある。Y乳業の黄色ブドウ球菌の毒素による未曾有の集団食中毒事件はまだ記憶に新しいが、その時は乳製品の問い合わせやクレームが異常に多かった。

くだんの製品を飲んだ後、急に体調が悪くなったということで知り合いの医師に相談したところ、その医師から、「もう一度飲んでごらん」と言われたので、彼女は憤慨し翌日、保健所へ持ち込んだものである。

私見として、相談を受けたお医者さんは、体調が悪くなったこととスキムミルクとの因果関係がないことを既にお見通しであり、その上であえて「もう一度………」と言われたことと想像している。その根拠として、持ち込まれた製品は食中毒を起こした工場で製造された製品ではないし、他に同様な苦情が全くないことである。

思い込みは怖いものである。しかし、保健所としては、何でもありませんといって、むげに帰すわけにはいかず、一応衛生環境研究所へ毒素検査を依頼したのであるが、結果は予想どおり陰性であった。

「Y製品」というだけでナーバスになる消費者心理は大いに理解できる。このことからも食品を取り扱う方々の一層の努力を期待するものである。

一旦、消費者に「危険」というレッテルを貼られると、そのイメージを払拭するのに相当長い時間と大きな代償を払わなければならない。

食品製造に携わる方々や、それを指導する衛生監視員は常に、多くの住民の健康を預かっていることを肝に命じなければならない。

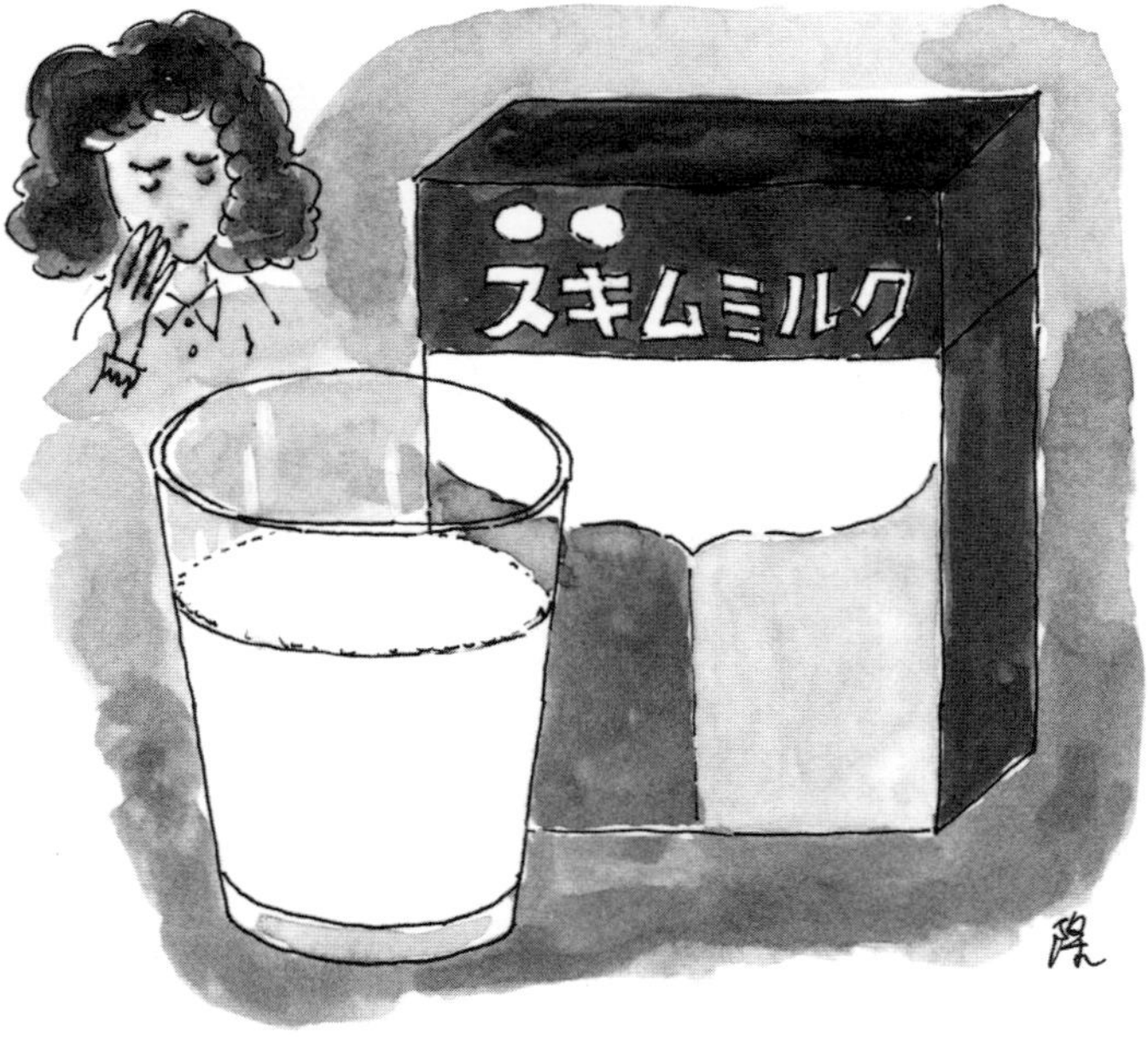
スキムミルク

エピローグ

沖縄県には本島内に五保健所、宮古と八重山を合わせると七保健所がある（平成一三年現在）。保健所の規模は異なるが、それぞれに総務課、健康増進課、保健福祉課、生活環境課の四課を擁している。

これはその中の生活環境課の業務のほんの一端を紹介したものであり、これが保健所の総ての業務でないことをご理解いただきたい。

他の課でも日々、地域住民のため、様々な業務をこなしていることを付け加えたい。

とはいえ、生活環境課という名称からして、地域住民との関連は他の課よりも非常に密接なものである。それゆえに、毎日このような相談や苦情が舞い込んでくるのであろう。食堂やレストラン、スナック、喫茶店などの経営者や従業員にとって、衛生監視員は鬼より怖い存在といわれている。確かに衛生監視員には、堅い、怖い、暗いの三Ｋのイメージがつきまとっているようである。

私は、平成一〇年に中央保健所生活環境課長に就任以来、このバリアを取っ払って、明るい、やさしい、柔らかい、のイメージに変えたいと常々思っていた。

ともあれ、昭和二二年に施行された「保健所法」は時代の趨勢により、平成六年に「地域保健法」として、新しく生まれ変わった。それは地域に根ざした、地域住民のための保健所である、ということを全面的に打ち出したものである。

これに基づき衛生監視員である私たちも、生まれ変わらなければならない。が、内からの改革はなかなか難しいものである。

もとより、浅学非才、経験不足は重々承知しているが、衛生監視員を通して保健所業務の一端を紹介することにより、地域住民のための保健所であることをご理解いただければ、こんな嬉しいことはない。

末筆になったが、プライバシー保護のため、氏名、会社名、地域名などについては、一切公表を差し控えたつもりであり、全ての文責は著者にあることを申し添える。

出版に際し、終始適切なアドバイスを下さったボーダーインク社の宮城正勝社長と、編集の池宮紀子さんには、この場を借りて感謝したい。また、小著の出版を快諾いただいた沖縄県中央保健所・比嘉政昭所長には衷心より、お礼を申し上げると同時に、日々黙々と業務に精励している親愛なる衛生監視員の一人ひとりに敬意を表する次第である。

二〇〇一年夏　　平川宗隆

参考文献

『沖縄の衛生害虫』　岸本高男・比嘉ヨシ子　新星図書出版㈱　一九八六年
『ヘルシスト』一三一号　㈱ヤクルト本社広報室　一九九八年
『皮膚病診療』Vol一四・No.七「寄生虫症妄想」　大滝倫子　一九九二年
『原色日本海岸動物図鑑（改訂三版）』保育社

平川宗隆（ひらかわ・むねたか）
昭和20年８月疎開先の愛知県蒲郡で出生
昭和44年日本獣医畜産大学獣医学科卒業
平成４年琉球大学短期大学部英語学科卒業
平成６年琉球大学大学院法学研究科修士課程修了
昭和44年琉球政府厚生局那覇保健所久米島支所を振り出しに、昭和47年国際協力事業団・青年海外協力隊員としてインド国へ派遣（２年間）、帰国後、食肉衛生検査所、南部保健所、中央保健所生活環境課長等を経て、現在、沖縄県動物愛護センター所長。
著書『沖縄トイレ世替わり』（ボーダーインク）

今日もあまはいくまはい
―衛生監視員の苦情処理簿―

2001年10月10日　初版第１刷発行
著　者　平川　宗隆
発行者　宮城　正勝
発行所　㈲ボーダーインク
〒902-0076　沖縄県那覇市与儀226-3
電話098(835)-2777　fax098(835)2840
http://www.borderink.com
印刷所　㈱平山印刷

ⓒ Munetaka Hirakawa
2001 Printed in Okinawa

沖縄トイレ世替わり

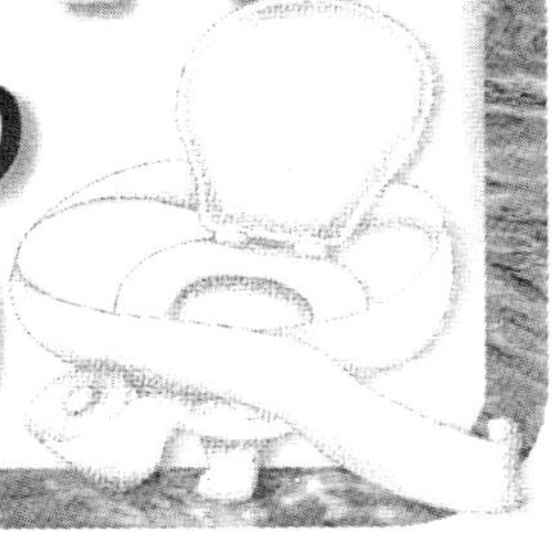

フール(豚便所)から水洗まで

平川宗隆 著

かって沖縄にフール(豚便所)があった

フール(豚便所)、ドラム缶便所、汲み取り便所、そして水洗便所。沖縄のトイレ世替わりと世界の中での沖縄トイレ文化を探る。

四六版・並製本・216頁　定価1600円十税